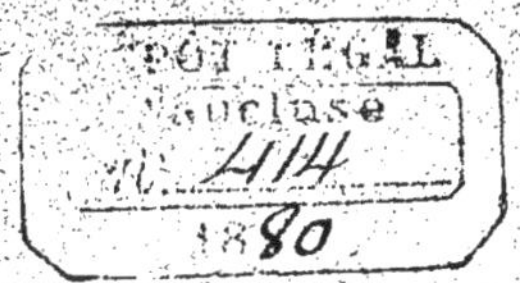

RECHERCHES CLINIQUES

SUR

L'ALBUMINURIE DE LA GROSSESSE

DU TRAVAIL

ET DES SUITES DES COUCHES

PAR LE

Dr Paul CASSIN

de la Faculté de Paris

Ancien interne lauréat des hôpitaux et de la Maternité de Lyon

(Prix Bonnet, concours 1876)

PARIS

OCTAVE DOIN, ÉDITEUR

8, PLACE DE L'ODÉON, 8

1880

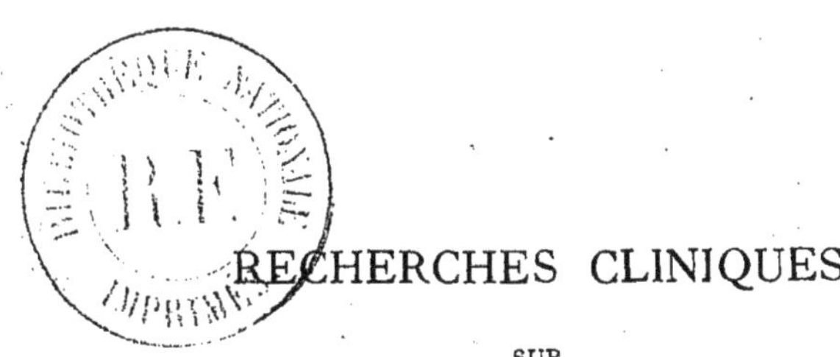

RECHERCHES CLINIQUES

SUR

L'ALBUMINURIE DE LA GROSSESSE

DU TRAVAIL

ET DES SUITES DES COUCHES

RECHERCHES CLINIQUES

SUR

L'ALBUMINURIE DE LA GROSSESSE

DU TRAVAIL

ET DES SUITES DES COUCHES

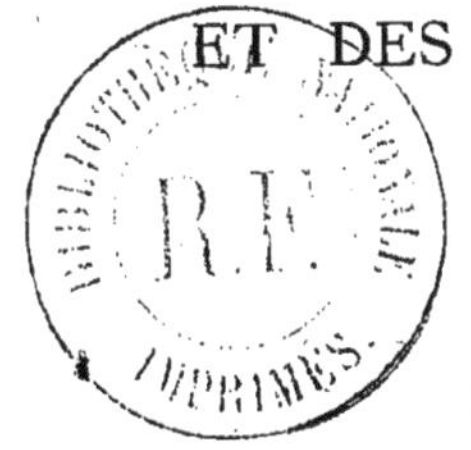

PAR LE

Dr Paul CASSIN

de la Faculté de Paris

Ancien interne lauréat des hôpitaux et de la Maternité de Lyon

(Prix Bonnet, concours 1876)

PARIS

OCTAVE DOIN, ÉDITEUR

8, PLACE DE L'ODÉON, 8

1880

INTRODUCTION

Il faut une longue observation, une patiente et rigoureuse analyse des faits pour rattacher un symptôme à toutes les altérations qui le produisent et lui donner sa véritable valeur ; s'il fut un temps où le diagnostic albuminurie porté au lit du malade était regardé comme une notion suffisante de son affection, aujourd'hui il ne satisfait plus si complètement l'esprit, et les remarquables travaux de Bright, de Rayer doivent plutôt être considérés comme un point de départ que comme une œuvre achevée. La clinique nous montre l'albuminurie associée à tant d'affections, si variable dans ses formes, que, pour éclaircir cet important problème, chacune des branches des siences médicales s'est mise séparément à l'œuvre ; en médecine, en chirurgie, en obstétrique, l'albuminurie a été l'objet de nombreux et importants travaux. A son tour, la méthode expérimentale, « qui nous fait lire dans le livre de la nature » (Cl. Bernard), a apporté son souverain contrôle et nous a prouvé que la présence de l'albumine dans l'urine est l'épiphénomène d'états pathologiques divers.

En présence d'une question aussi vaste, il est impossible de se livrer à une étude complète ; en obstétrique seule, elle est pleine de difficultés ; j'ai essayé d'en aborder un point unique, à savoir l'albuminurie en rapport avec la grossesse, l'accouchement et les suites de couches ; chacune de ses fonctions étant isolée de toute influence susceptible de faire naître la leucomurie ; trop heureux si dans ces limites restreintes mon travail peut avoir quelque fruit.

De bons conseils m'ont constamment aidé dans cette tâche. Je suis heureux de pouvoir prouver publiquement ma reconnaissance. Que mes maîtres de Lyon, M. le Professeur Lépine, M. Fochier, chirurgien major de la Charité, et M. Laroyenne, professeur de gynécologie en acceptent l'expression. M. Bouchard, professeur à la faculté de médecine de Paris et M. Pinard, agrégé, ont bien voulu montrer pour mes recherches un intérêt qui m'a été très utile ; je les prie aussi d'agréer les témoignages de ma profonde gratitude.

RECHERCHES CLINIQUES

SUR

L'ALBUMINURIE DE LA GROSSESSE

DU TRAVAIL ET DES SUITES DE COUCHES

PROCÉDÉS EMPLOYÉS DANS LES RECHERCHES. CONSIDÉRATIONS SUR LES VARIÉTÉS ET LES PROPRIÉTÉS DES ALBUMINES CONTENUES DANS L'URINE.

Les observations qui font la base de ce travail ont été recueillies à la Maternité de Lyon ; j'examinais indistinctement les urines de toutes les femmes qui y venaient, soit au cours de leur grossesse, soit pour les couches.

L'urine était toujours recueillie avec les précautions classiques, c'est-à-dire en faisant laver la sonde par son premier jet ; le matin, pour éviter chez les femmes enceintes la possibilité de la leucomurie alimentaire. Je notai d'abord leur réaction, leur aspect, pour éliminer une première cause d'erreur, la fausse albuminurie, née dans les voies d'excrétion de l'urine ; du reste, autant que possible, je contrôlais ces premiers caractères physiques par l'examen histologique des sédiments et l'étude attentive des éléments figurés qu'ils contenaient. Il était d'autant plus important de prendre ces garanties que les fausses albuminuries ont été signalées comme très fréquentes par Litzmann (1), Olshausen (2), Chamberlain (3). Il semble cependant difficile d'imputer aux flocons de mucus et aux autres produits d'irritation vésicale ou urétérale l'état albumineux des urines, quand il est notable. Devillers et Regnauld avaient déjà remarqué que, dans les cas où ils ne se servaient pas du cathétérisme pour les recueillir, même chez des femmes atteintes de leucorrhée, elles ne contenaient pas d'albumine. Mainte fois, j'ai eu l'occasion d'observer que, dans des urines troubles, où le microscope révélait la présence de nombreux leucocytes, l'addition d'acide azotique ne produisait pas le nuage caractéristique. C'est pourquoi je me rallie à l'opinion de Guttmann (4) et Senator (5) qui disent que, dans ces sortes de cas, la proportion d'albumine est toujours beaucoup plus faible que dans les maladies des reins. Dans les résultats que je présente, j'ai supprimé les cas douteux ; toute urine louche, chargée de mucus abondant, contenant des globules de pus et peu d'albumine, a été classée parmi les albuminuries cystiques de Litzmann et comme telle rayée du cadre où je me renferme, la leucomurie vraie.

Pour reconnaître la présence de l'albumine, j'ai employé comme liqueur témoin l'acide azotique; il suffit de citer le nom de Gubler en France, de Heller en Allemagne, pour affirmer la considération dont jouit ce procédé ; en se rappelant que l'anneau des urates, lorsqu'ils sont très-abondants, peut descendre tout près du

(1) *Deutsche Klinik*, 1852, nos 19, 31 et 1855, nos 29-30.
(2) *Revue des Sciences méd.* 1874, n° 5.
(3) *Americ. Journ. of obstetric.* New-York, 1877.
(4) Guttmann. *Traité du diagnostic.*
(5) *Virchow's Archiv.* 60, p. 476.

niveau de la couche d'acide ; qu'un trouble identique au nuage albumineux peut naître après l'ingestion des substances résineuses, on a constamment devant l'esprit les deux principales sources d'erreur. Du reste, d'autres réactifs, tels que la chaleur et l'acide acétique, la liqueur de Tanret, l'acide picrique m'aidaient à lever les doutes, en un mot, les urines étaient toujours diversement essayées, et cela avec d'autant plus de soin que je suivais alors les recherches faites dans le laboratoire de M. Lépine (1) sur les matières albuminoïdes, et que je les appliquais aux urines albumineuses de la maternité. Je n'y ai pas trouvé d'exception, mais au contraire, la confirmation des faits déjà connus.

J'ai, comme Lander Brunton et d'Arcy Power, essayé de déterminer le point précis de coagulation de l'albumine des urines. Pour cela je les chauffais au bain-marie, avec un thermomètre placé au centre du ballon d'essai ; je notais leur premier point d'opalescence et laissais alors la température monter de 10 degrés environ, de 60° à 70° par exemple ; j'attendais un moment pour que tout le liquide fût en équilibre de température, et je le filtrais pour le dépouiller de son coagulum ; limpide, je le soumettais à une nouvelle chaleur plus élevée, de 70° à 80° ; seconde opalescence, seconde filtration ; je portais enfin l'urine jusqu'à température d'ébullition et j'ai, dans quelques cas, noté, une troisième opalescence qui se montrait près de 100°. Mais les variations inexplicables que je constatais, chez un même sujet, d'albuminurie d'intensité à peu près égale aux divers jours, dans des conditions d'alimentation identiques, et cela, malgré les corrections de sels dissous dans l'urine et d'acidité de ce liquide, font que je

(1) Lépine, *Revue mensuelle*, mai, 1880, et *Thèses de doctorat*. Lyon, 1880. Dauvé Etselle.

ne puis aujourd'hui dégager de ces recherches qu'un seul fait, à savoir qu'une urine albumineuse de femme grosse ou en travail contient comme celle des autres albuminuriques plusieurs variétés d'albumine.

De ces variétés deux sont connues, la sérine et la globuline, et Gannal et Hammarsten conseillent de les séparer l'une de l'autre par le sulfate de magnésie, qui précipite la seconde. Je ne crois pas qu'on puisse mettre en doute la valeur du procédé; les noms d'Hoppe-Seyler, Lépine, Saundby le couvrent de leur autorité, il m'a conduit d'ailleurs au même résultat. J'enlève à une urine albumineuse sa globuline par le sulfate de magnésie, je la filtre et la place dans un tube à essai; dans un second tube est la même urine, mais avec toute son albumine; dans les deux tubes, j'en décèle la présence avec une quantité égale de réactif; constamment le nuage albumineux diminue dans le premier; nouveau fait qui classe notre albuminurie, au point de vue chimique, dans la catégorie des albuminuries ordinaires.

Enfin lorsque, comme Saundby (1) l'a fait pour des albuminuries passagères ou persistantes, j'ai soumis mes urines à la dialyse j'ai observé la diffusion constante et appréciable de l'albumine qu'elles contenaient.

Mais je n'insiste pas sur ces faits dont on ne doit pas encore tirer de conclusion trop hâtive; peut-être qu'un jour la chimie biologique, groupant et synthétisant tous ces travaux, viendra donner à la clinique la clef de phénomènes dont elle aussi cherche maintenant à pénétrer le secret.

J'ai à rendre compte d'une recherche plus importante, surtout par le résultat pratique qu'elle m'a donné. Dans la séance du 25

(1) Brit. med. Jour. 1880.

juin 1880, à la Société clinique de Paris. M. Bouchard faisait une intéressante communication sur un phénomène diagnostique et pronostique tiré de l'examen des urines. Quand on porte à l'ébullition une urine albumineuse, additionnée de réactif de Tauret ou d'acide picrique, l'albumine se coagule et la coagulation se fait de deux façons bien distinctes : ou elle laisse l'urine opalescente, laiteuse, ou elle se retracte et son coagulum se présente sous l'aspect de grumeaux suspendus dans le liquide (ces grumeaux sont quelquefois très-apparents, d'autrefois fins comme des grains de sable). Chacun de ces caractères a une signification distincte. La non-retractilité du coagulum albumineux indiquerait des albuminuries passagères, telles que celles qu'on observe dans le cours des fièvres graves, les intoxications ; la rétractilité, au contraire, semblerait être l'indice d'une lésion rénale, à condition de s'être toutefois mis à l'abri des fausses albuminuries et d'être sûr que l'urine ne contient ni sang, ni pus pouvant rendre le coagulum rétractile.

Il nous a été donné d'assister pendant quelque temps aux recherches entreprises dans ce sens par le savant Professeur. Dès qu'il nous a été possible de les poursuivre, nous y avons apporté toute la rigueur scientifique dont il nous avait donné l'exemple.

Nos observations ont porté sur 47 cas d'albuminurie liée au travail : 31 fois l'urine albumineuse est restée louche, opalescente, 16 fois elle s'est prise en flocons. Dans aucune des 31 observations de la première catégorie, l'albuminurie n'a persisté au delà de deux jours : jamais l'examen histologique des sédiments urinaires n'y a fait constater la présence de cylindres urinifères ; les suites de couches ont été normales, exemptes de complications.

Des 16 cas où le coagulum était rétractile, j'en élimine 6,

dans lesquels l'albuminurie étant très-légère, les urines étant riches en mucus et présentant au microscope une desquammation intense de l'épithélium vésical, ainsi que des leucocytes, on pouvait croire à de fausses albuminuries. Les 10 autres cas (1), excepté un seul, le numéro 69, ont présenté une albuminurie notable, ayant persisté pour d'eux d'entre eux jusqu'à la sortie des malades ; chez 7 de ces albuminuriques, les sédiments urinaires contenaient des cylindres urinifères et un très-grand nombre de petites cellules granulo-graisseuses identiques à celles qui tapissaient la surface des tubuli. Pour cette raison j'ai pensé qu'elles provenaient de l'épithélium rénal et étaient l'indice de sa desquammation. Des trois urines dans lesquelles l'examen histologique des sédiments fut négatif, l'une, numéro 72, était très-riche en indican.

Des 10 accouchées chez qui l'albumine fut rétractile, 4 ont présenté des complications dans les suites de couches. L'une, numéro 97, est rentrée à l'Hôtel-Dieu, où elle a succombé aux progrès d'une septicémie à marche lente ; le numéro 98, a eu vulvite et périmétrite avec fièvre intense dans les premiers jours de ses couches ; elle est sortie de la Maternité rétablie, mais encore très-légèrement albuminurique. Une troisième, numéro 72, a été prise neuf jours après l'accouchement d'un phlegmon iliaque terminé par résolution ; la dernière, numéro 69, a eu un abcés mammaire. Si, dans l'histoire de ces malades, il est permis de ramener ces complications au symptôme qui nous occupe (et il semble qu'on soit autorisé à le faire par le soin que j'ai mis à signaler les autres causes possibles), on est frappé des résultats que donne la comparaison des observations. D'un côté

(1) Ils sont classés sous les numéros 69, *72, 80, 82, 88, 91, 96, 97. 98, 105.*

une albuminurie inoffensive, de l'autre une albuminurie grave, dangereuse, semblant devenir le point de départ d'accidents divers que rien ne faisait prévoir ; la première indépendante des reins, la seconde témoignant par les cylindres urinifères, par la desquamation épithéliale intense qui se produit (1), la part que ces organes prennent à la production du symptôme ; est-ce là la raison de la différence, et faut-il simplifier l'enchaînement des faits au point d'affirmer que les complications de nos accouchées se sont produites parce qu'il y avait lésion des reins ? Nous aurons l'occasion de revenir sur ce point dans le cours de notre travail. Pour le moment, je ne m'attache qu'à la conclusion suivante, à savoir que la rétractilité de l'albumine semble indiquer la participation du rein à la scène pathologique ; ce rôle peut n'être que temporaire, la lésion ne dépassant pas les limites d'une simple congestion, mais elle peut demeurer persistante : dans tous les cas le pronostic est assombri. A ce point de vue la constatation d'une réaction aussi simple constitue un précieux moyen de diagnostic et mérite de prendre rang parmi les procédés cliniques d'examen des urines (2).

En terminant ce chapitre, je dois signaler la classification que j'ai établie pour désigner l'intensité de l'albuminurie. Quelque imparfaite que soit cette synonymie, elle donne plus de précision aux faits : les évaluations ont été pratiquées, pour la plupart des observations, avec l'albuminimètre d'Esbach (1re méthode).

J'ai tenu compte de tous les degrés ; car, pour ce qui

(1) Je donne à la présence des éléments morphologiques du rein dans l'urine une valeur bien discutée, mais je m'en tiens à la simple constatation des faits et accepte une déduction qui me semble logique.

(2) J'apprends au dernier moment que M. le Professeur Bouchard continuant ses

concerne les affections rénales, nous savons que la quantité d'albumine qui se perd par les urines n'est pas toujours en rapport avec l'intensité de la lésion : que l'augmentation n'en est pas graduelle, mais varie avec les périodes et présente des alternatives considérables; d'où la nécessité de prendre acte du trouble urinaire dès qu'il se manifeste.

J'appelle *très-légères* les albuminuries dans lesquelles il n'y a qu'un nuage albumineux, la quantité n'en est pas dosable avec le tube d'Esbach ;

Légères, celles qui donnent un précipité albumineux restant au-dessous de 1/2 gramme par litre ;

Moyennes, celles où le précipité oscille entre 1/2 gramme et 2 grammes ;

Fortes, de 2 grammes à 5 grammes ;

Très-fortes, au-dessus de 5 grammes.

intéressantes recherches sur l'albuminurie, vient de faire à la Société de biologie, la communication suivante : Dans les albuminuries de la fièvre typhoïde les unes sont rétractiles et les autres ne le sont pas. Or, chaque fois qu'il y a rétractilité on constate aisément la présence de nombreuses bactéries dans l'urine au moment même de l'émission; elles manquent si la rétractilité fait défaut. D'où l'hypothèse de nephrite infectieuse (bactéries s'éliminant par les reins), que trois des faits précédents (97, 98, 72), viendraient confirmer.

DÉFINITION ET DIVISION DU SUJET

Le titre du travail indique la division adoptée et l'ordre suivi; le terme général d'albuminurie puerpérale eût pu convenir au sujet, si le mot puerpéralité avait eu une valeur bien définie (1); mais, tandis que, pour certains auteurs, il comprend l'ensemble des fonctions maternelles, pour d'autres il doit être exclusivement réservé à l'accouchement et aux suites de couches.

Quoique un enchaînement étroit relie les diverses périodes que nous séparons et qu'elles n'aient pas de limites précises, nous établissons cette distinction parce que chacune d'entre elles semble créer des conditions pathogéniques nouvelles pour l'albuminurie. Une femme peut être albuminurique pendant le travail, sans l'avoir été au cours de la grossesse; elle peut aussi le devenir dans les suites de couches; dans chacune de ces phases la signification du symptôme est différente.

Pour poursuivre notre plan d'étude, et mettre l'albuminurie dans une indépendance qui nous permît d'en affirmer la liaison avec les fonctions maternelles, nous avons restreint l'observation à des femmes indemnes d'états pathologiques connus comme pouvant la provoquer; et je ne parle pas seulement des lésions rénales antérieures, mais aussi des affections diverses, des états fébriles,

(1) Raymond. — *De la puerpéralité*, th. d'agrég. 1880.

des altérations diathésiques à qui il serait possible d'imputer la leucomurie (1). Baser cette affirmation sur des preuves certaines nous est impossible; il eût fallu examiner les urines avant la grossesse; pour le travail et les suites de couche, la certitude nous sera souvent permise. J'ai essayé de corriger ce défaut nécessaire de mon travail en signalant soigneusement tous les phénomènes pathologiques qui, avant ou pendant la gravidité ont pu trahir une souffrance quelconque de l'organisme.

Quant à admettre l'existence d'une albuminurie physiologique, c'est-à-dire compatible avec l'état de santé parfaite, on est autorisé à le faire avec la plus grande réserve : car, malgré les assertions de Leube (2), qui a trouvé 4.2 p. 100 d'albuminuriques, le matin, avant tout repas et tout exercice, chez des soldats bien portants; malgré celles plus récentes de Munn (3), qui, dans les mêmes conditions, a trouvé 11 p. 100; malgré le fait de Marcacci (4), on est en droit, avec Edlefsen (5) et Moxon (6), d'attribuer la leucomurie à des troubles anémiques ou de se demander si l'on n'est pas en présence de néphrites au début.

Nous n'écrirons pas d'historique de la question, le chapitre remarquable que le docteur Dumas lui a consacré dans sa thèse d'agrégation est trop récent pour ne pas nous dispenser d'y revenir; on ne trouvera pas non plus d'anatomie pathologique : cette

(1) Je tiens à citer deux recherches statistiques sur l'albuminurie qui n'est pas liée à une maladie des reins, pour en rappeler la fréquence : Finger (Prager Viertelj. 1847) trouve sur 600 malades 155 albuminuriques, 25.8 p. 100. — Saundby (*Brit. med. Journ.* 79) sur 79 malades, 39 albuminuriques, 49 p. 100.

(2) *Virchow's Archiv.* 72 p. 145.

(3) *New-York Med. Record.* 15 p. 297.

(4) *L'Imparziale Lugl.* 1878.

(5) *Berliner Klin.-Wochen.* sept. 1879.

(6) *Guy's hosp. rep.* 1878. 3e ser. v. 22.

lacune est le fait même de nos observations, une seule malade a succombé aux progrès d'une albuminurie croissante, elle était atteinte de nephrite (v. obs. ch. III.), les autres décès sont imputables à des causes indépendantes du trouble urinaire.

CHAPITRE I.

ALBUMINURIE DE LA GROSSESSE

Sur la question d'albuminurie gravidique deux écoles d'opinion contraire se trouvent toujours en présence : d'un coté, les défenseurs de la néphrite (Rayer, Cahen, Frerichs, Simpson et plus recemment Mayor (1) ; de l'autre, les partisans d'une cause moins speciale, admettent la possibilité de lésions rénales, mais non leur influence habituelle (Lever, Blot, Depaul) ; pour la fréquence de l'affection, sa marche, son pronostic, même dissidence. Elle s'explique par les conditions où s'exerce l'observation scientifique ; les malades de nos Maternités n'y viennent qu'aux dernières périodes de leur grossesse, ou seulement pour les couches ; à ce moment, l'albuminurie est des plus communes et, si on ne crée pas une division toute artificielle entre la grossesse et le travail, on est exposé à attribuer à la première ce qui est le fait du second.

Voici comment j'ai compris cette distinction. J'ai considéré qu'une femme chez qui les urines avaient été trouvées non albumineuses pendant la grossesse, mais le devenaient dans les deux

(1) Th. Paris 1880. *Des lésions du rein chez les femmes en couches.*

ou trois jours qui précèdent l'accouchement appartenait plus à l'albuminurie du travail qu'à l'albuminurie gravidique ; de même, je n'ai pas classé parmi les femmes vues au cours de la grossesse, celles qui entraient dans les salles trois jours avant la parturition ; enfin, j'ai appliqué le même principe aux accouchements prématurés que je voyais seulement pendant la phase d'expulsion du fœtus.

Je donnerai d'abord mes observations, j'en comparerai ensuite les résultats avec ceux des travaux antérieurs, et de cet ensemble j'essaierai de déduire des conclusions pour l'histoire de l'albuminurie gravidique.

L'examen de l'urine des femmes enceintes, fait lors de leur admission, était renouvelé à plusieurs reprises jusqu'au moment de leur entrée à la salle des douleurs. 124 femmes aux derniers mois de la grossesse ont été ainsi mises en observation. J'ai une dizaine de faits se rapportant aux cinq premiers mois, je n'ai pas trouvé d'albuminuriques ; comme je ne les ai pas suivies jusqu'à l'accouchement, je les signale seulement sans les comprendre dans le nombre total.

Les 124 observations se subdivisent ainsi :

Dans le cours du 7me mois 5 observations 0 albuminurique.

Dans le cours du 8me mois 45 » 5 »

soit : 11. 2 p. 100 ou $\frac{1}{9}$

Dans le cours du 9me mois 124 observations (1) 8 albuminuriques,

soit : 6.4 p. 100 ou $\frac{1}{15.5}$

Donc 124 femmes enceintes, en dehors de l'influence du tra-

(1) Le chiffre du 9e mois représente le total parce que les examens des deux mois précédents ont été continués et y sont compris.

vail, ont donné 8 albuminuriques. A côté de ces chiffres je veux placer une remarque : dans l'été, soit au 8e, soit au 9e mois, sur 40 examens je n'ai pas trouvé une seule albuminurique, c'est par conséquent parmi les 84 femmes observées au cours de l'hiver, que j'ai trouvé les 8 albuminuriques : Vogel et Rosenstein avaient déjà signalé le rôle capital du froid dans l'albuminurie de la grossesse ; je tiens de nouveau à prendre acte de cette différence entre les saisons : les résultats des diverses statistiques sont si dissemblables qu'il est utile pour les expliquer d'en connaître tous les facteurs (1).

En effet, nous voyons :

Litzmann (2)	sur	79	femmes	enceintes	trouver	16	albuminuriques,
Mayer (3)	sur	106	»	»	»	5	»
Lever (4)	sur	50	»	»	»	0	»
Petit (5)	sur	22	au	9e	mois	3	»
Hypolitte (6)	sur	73	»	»	»	10	»
Braxton Hiks (7)		50	»	»	»	1 (?)	»
Galabin (8)	sur	43	»	»	»	1	»

(1) Ainsi, si je m'en étais tenu à la première période d'observation, faite en hiver, les résultats de ma statistique seraient tout différents, j'aurais :

Au 8e mois 33 observations 5 albuminuriques soit 15 p. 100 ou $\frac{1}{6.5}$.

Au 9e mois 84 » 8 » soit 9.5p. 100 ou $\frac{1}{10.5}$.

(2) Cité par Nœgele, 2e édit. franc. 1880.

(3) Cité par Wieger. Gaz, méd. de Strasbourg, 1854.

(4) id.

(5) Th. Paris, 1876, Je ne prends que les femmes au 9e mois, parce que comme le dit l'auteur lui-même, « celles qui venaient à une époque moins avancée de la gestation, presque toujours arrivaient en train d'avorter ou d'accoucher prématurément. »

(6) Th. Nancy, 80.

(7) Obst. trans. vol. VIII.

(8) Brit. med. Journ. Oct. 1880.

Tous les résultats additionnés donnent un total de 423 femmes grosses, parmi lesquelles on a trouvé 35 albuminuriques ; j'omets le cas de Braxton, parce qu'il y avait certitude de maladie rénale antérieure, ce qui donne la proportion de $\frac{1}{12}$.

Roberts, Ollivier, cherchant la fréquence de la maladie de Bright chez la femme, ont trouvé qu'elle est beaucoup plus commune dans la période de la vie où la grossesse peut exercer son influence, d'où la déduction naturelle que c'est la grossesse qui en est cause. Mais il faudrait savoir si, dans cette même période, la néphrite primitive n'est pas fréquente. Or, Bamberger nous répond que chez la femme elle l'est autant que chez l'homme. Rappelons aussi qu'à côté de la grossesse, il y a des complications pathologiques, surtout dans les suites de couches, capables de faire naître la néphrite. Cette remarque s'adresse aux deux classifications de Finger (1) et Bamberger (2), qui mettent grossesse et affections puerpérales sur le même rang, pour leur donner la troisième place parmi les affections qui se compliquent le plus souvent de néphrite secondaire.

Nos examens montrent une plus grande fréquence de l'albuminurie au 8e mois ; faut-il y voir autre chose qu'un pur fait de hasard ? Je ne le pense pas, surtout si l'on tient compte des conditions de vie hygiénique et tranquille où se trouvaient placées les 45 femmes au 8e mois de leur grossesse : la plupart étaient venues chercher un refuge contre la misère ou obéissaient à des nécessités d'ordre moral, et ces deux facteurs ont sur la marche de la grossesse une influence assez fâcheuse pour qu'en la supprimant on puisse se demander si l'on n'a pas prévenu des albuminuries ;

(1) Prager Viertelj. 1847.
(2) Med. Tim. and Gaz. 1880.

c'est pour cela, peut-être, qu'il ne nous a jamais été donné d'en voir se développer.

OBSERVATIONS :

Obs. I. — *Albuminurie gravidique persistante, constatée au 8e mois. — Accouchement. — Mort-né. — Angine. — Périmétrite. — Guérison.*

Vigoureux Joséphine, 24 ans, domestique. Entre à la Maternité de Lyon le 3 décembre 1879. Pas de maladie antérieure. Primipare.

Les dernières règles se sont montrées le 19 avril ; la grossesse a été normale et n'a présenté au début que les troubles digestifs habituels sans intensité notable. L'utérus est développé comme à 7 mois ; mouvements du fœtus ; pas d'infiltration. Les urines sont franchement albumineuses (2 gr.) L'examen du cœur et des poumons est négatif, quoiqu'elle se plaigne d'un point douloureux à la base du thorax. Admise à la Charité, cette femme y demeure un mois et demi, taciturne, sombre, ne se plaignant d'aucun malaise. On lui laisse la liberté pour son régime, tout en lui donnant du lait à discrétion. L'albuminurie reste constante ; dans les derniers jours, bouffissure de la face.

Les douleurs se sont déclarées le 20 janvier, l'accouchement s'est fait normalement ; au début on entendait nettement les bruits du cœur fœtal, ils étaient très-faibles. Le fœtus, qui se présentait en 2e position du sommet, a succombé pendant le travail, tous les efforts pour le ranimer ont été inutiles. C'était un garçon du poids de 2 k. 670 gr., d'apparence chétive. La délivrance s'est faite promptement, sans hémorrhagie. Les urines recueillies pendant le travail et après l'accouchement contenaient plus d'albumine que d'habitude.

Le lendemain des couches, 22 janvier, la malade était prise de fièvre, avec douleur angineuse très-vive ; on constatait de la rougeur sur les piliers du pharynx et du gonflement des amygdales. Cet état se continue jusqu'au 27 janvier. Ce jour-là, le ventre étant un peu ballonné, douloureux, elle fut transportée dans la salle d'isolement. L'albuminurie restait toujours moyenne. Là, elle offrit pendant quelques jours des symptômes de périmétrite, puis tout rentra dans l'ordre et se termina par résolution. Le 5 février, l'apyrexie était complète, le ventre souple, les urines non albumineuses, et quand, le 19, un mois après l'accouchement, elle quittait l'infirmerie, son état de santé générale était excellent et la sécrétion urinaire normale.

Obs. II. — *Albuminurie gravidique persistante au 8e mois. — Accouchement et suites de couches normales.*

Porte Anne, 36 ans, lingère, a eu une première grossesse à 22 ans, une seconde à 23, accouchements normaux. Elle entre à la Charité le 28 novembre 1879. Elle est enceinte de 7 mois et demi. Elle a le teint pâle, les muqueuses décolorées, l'air profondément anémique ; un peu d'infiltration des membres inférieurs. Elle accuse une grande faiblesse et des douleurs lombaires. Ses urines sont légèrement albumineuses et le demeurent jusqu'au moment de l'accouchement; il y a alors une augmentation notable. Le travail dure 4 heures et donne naissance à une fille pesant 3 k. bien portante. Trois jours après l'accouchement les urines sont normales; elle allaite et sort le 10e jour des couches sans complications.

Obs. III. — *Albuminurie gravidique persistante, constatée au cours du 8e mois. — Accouchement normal. — Pelvi-peritonite suppurée. — Mort.*

Dutruel Marie, 29 ans, domestique, entre à la Charité le 26 janvier 1880. Deux grossesses antérieures à 22 et à 25 ans, qui n'ont rien présenté d'anormal. La santé habituelle a toujours été bonne. Les dernières règles se sont montrées au commencement du mois de mai. — Le troubles digestifs du début de cette grossesse ont été plus accusés qu'aux précédentes. Vers le quatrième mois elle s'est aperçue d'un peu d'infiltration des jambes. Depuis quelque temps, sans cause occasionnelle connue, elle éprouve un malaise général inaccoutumé ; elle se sent faible, sans appétit, et ses selles sont habituellement diarrhéiques ; elle souffre dans les régions lombaires de douleurs sourdes, constantes. A son entrée, l'état est le suivant : face pâle, décolorée, sans bouffissure, léger œdème malléolaire. Le ventre est développé comme à huit mois ; mouvements actifs du fœtus dont on entend les battements du cœur à droite. A la base des poumons quelques râles de bronchite. Bruits du cœur normaux. Les urines traitées par l'acide azotique se prennent en un coagulum épais.

La malade est mise en observation, l'albuminurie demeure très-forte, cylindres granulo-graisseux dans les sédiments.

Le 1er février, elle est prise de frissons, de fièvre ; les râles de bronchite sont plus nombreux, la diarrhée est incessante. Diète lactée. Purgatifs répétés. Elle reste alitée jusqu'au 9 dans le même état, puis son albuminurie diminue notablement et descend à 1 gr. par litres, les douleurs lombaires s'atténuent. Les urines sont pâles, abondantes (2 litres en moyenne par 24 h.), contenant de 10 à 11 gr. d'urée par litre.

Cette amélioration persiste jusqu'au moment de l'accouchement, pendant lequel l'albuminurie n'augmente que très peu ; il a lieu le 27 février après 7 h. 1[2 de travail ; l'enfant, du sexe feminin, pèse 2 k. 400 gr.

Dans les trois premiers jours des couches rien de particulier à signaler qu'un état saburral ; la sécrétion lactée s'établit abondante, la mère donne le sein. Albuminurie 2 gr. par jour, urines moins abondantes, urée 14 gr.

Le soir du 5e jour (3 mars) la malade se plaint d'une céphalée frontale très-forte, le pouls est à 110, la température vaginale est de 39°2, la pression sur l'hypogastre est douloureuse, lochies normales, non fétides ; sur la joue droite, tache d'un rouge sombre s'effaçant sous le doigt. Ce jour-là l'albuminimètre marque 9 gr. Purgatif.

4 mars. 15 gr. d'albumine. La fièvre a notablement diminué, ventre souple, non douloureux.

5. La mère, désireuse de continuer l'allaitement, dit qu'elle se sent bien. Le nouveau-né est chétif, crie souvent ; depuis hier, ophthalmie purulente double. Albumine, 6 gr.

6 et 7. Elle demande à sortir et se dit complètement remise. Albumine, 8 gr.

Le 8, dans l'après-midi, nous la trouvons dans un grand état d'inquiétude ; la céphalée frontale est revenue ; lorsqu'elle s'assoupit, elle a, dit-elle, des cauchemars très-pénibles ; il lui vient des pressentiments tristes. Sa parole est brève, saccadée ; les yeux sont brillants, animés, les pupilles largement dilatées ; sur la joue droite, on remarque la même tache rouge que précédemment ; le ventre est toujours souple, température vaginale 38°. Lavement purgatif.

La nuit du 8 au 9 a été bonne, et ce jour-là, malgré les remontrances qui lui sont faites, elle demande son exeat avec tant d'insistance qu'on ne peut refuser. Ses urines sont très-albumineuses.

M'informant plus tard du sort de cette femme, j'ai appris qu'elle était allée mourir, le 10 juillet, quatre mois après son accouchement, dans un service de chirurgie des suites d'une pelvi-péritonite suppurée, ouverte et drainée. Je n'ai pas pu me procurer l'observation de l'autopsie, mais je sais que les urines avaient été trouvées très-albumineuses. L'enfant était vivant.

Obs. IV. — *Albuminurie gravidique constatée au 8e mois, ayant disparu avant l'accouchement. — Présentation de l'épaule. — Version. — Procidence du cordon. — Mort de l'enfant. — Crâniotomie. — Albuminurie dans les suites de couches. — Guérison.*

Marie Lachalle, 23 ans, primipare, entre à la Charité le 3 décembre 1879; elle est enceinte de 7 mois. Pas d'antécédents pathologiques à signaler. Au début de la grossesse bonne santé générale.

Elle a fait plusieurs lieues à pied, dans la neige, pour venir à Lyon et, depuis, elle a été prise de toux, de fièvre et d'anasarque. A son entrée, l'infiltration est si considérable aux membres inférieurs etaux grandes lèvres que, pour la soulager, on y pratique des mouchetures. Les urines sont très-albumineuses ; des deux côtés de la poitrine on entend de nombreux râles de bronchite. Etat fébrile continu. Régime lacté.

L'amélioration de l'état général est rapide, mais l'albuminurie persiste avec une moyenne de 2 grammes par litres, sans polyurie, ni douleurs lombaires, jusqu'au 8 février. Dans les 8 jours qui précédèrent l'accouchement, les urines furent constamment trouvées normales.

Depuis le commencement du 9e mois, le fœtus était resté en position transverse. On avait reconnu au fond de la matrice la disposition cordiforme et on attendait une présentation de l'épaule, qui fut confirmée lorsque le toucher fut possible. Aussi dès que les douleurs se déclarèrent et que l'état du col permit l'introduction de la main, on fit la version. Le cordon vint en procidence avec les pieds amenés à la vulve et fut comprimé par l'orifice interne rigide, sans qu'on pût le réduire. On essaya vainement l'extraction, la tête restait étranglée par le col utérin toujours ferme et résistant. Les battements du cœur fœtal avaient cessé depuis une heure, la rigidité persistait, M. Fochier chirurgien en chef de la Maternité, termina l'accouchement par la craniotomie. La délivrance fut suivie d'une perte abondante. L'enfant, du sexe mâle, pesait 3 kilog. 400.

Le lendemain, l'état de l'accouchée était satisfaisant, les urines normales. Mais au troisième jour des couches, quand la sécrétion lactée vint à s'établir, les seins s'engorgèrent si fortement que pour soulager la malade, on dut appliquer un bandage compressif. L'albuminurie reparut, et persista pendant 8 jours (1 à 2 gr.). Puis tout rentra dans l'ordre, et quand, le 1er mars, L... quittait la Charité, la santé générale était parfaite et les urines normales.

Obs. V. — *Albuminurie gravidique constatée au 8e mois de la grossesse, disparue avant l'accouchement. — Rigidité du col et du périnée. — Suite de couches normales.*

Fontenelle Marie, 26 ans, primipare, entre à la Maternité au cours du 3e mois de sa grossesse ; elle a eu ses dernières règles au milieu de juillet. Peu après, les troubles digestifs se sont montrés avec beaucoup d'intensité, pour disparaître au 4e mois ; depuis l'état général a été excellent. Cette femme a les apparences de la santé, elle n'accuse aucun trouble fonctionnel, et malgré cela elle a une albuminurie légère, dont je constate la persistance pendant 10 jours, mais qui cesse deux semaines après son admission. Les urines étaient limpides, normales pour la quantité et la réaction, sans éléments morphologiques de provenance rénale.

Je n'ai pas pu suivre cette femme jusqu'à l'accouchement, mais je sais qu'elle est arrivée au terme de sa grossesse, bien portante et sans infiltration. Le travail s'est déclaré le 14 avril, il s'est prolongé longtemps ; l'orifice utérin et le périnée étaient rigides ; ce dernier se déchira pendant l'expulsion du nouveau-né qui était un garçon, pesant 3 kilog. 250 gr.

Les suites des couches furent simples. On garda la malade à la Maternité pendant un mois, pour permettre la cicatrisation de la déchirure périnéale ; pendant ce temps la santé fut parfaite.

Obs. VI. — *Albuminurie gravidique persistante constatée au 9e mois. — Accouchement et suites de couches normales.*

Marie Zooler, 21 ans, repasseuse. Premier accouchement, il y a un an. Les dernières règles sont du 14 mars 1879. La grossesse a été bonne ; pas d'infiltration, pas de douleurs lombaires ; pas d'autres malaises que des troubles dyspeptiques de date récente; elle vomit le matin et n'a pas d'appétit. Dans le cours du 8e mois, elle a eu deux épistaxis. L'albuminurie légère qu'elle présente à son entrée persiste jusqu'à l'accouchement; elle augmente alors légèrement et cesse trois jours après. Fille pesant 3 k. 580 gr. ; elle allaite ; les suites de couches sont normales ; au 10e jour, à la sortie, pas d'albumine.

Obs. VII. — *Albuminurie gravidique persistante, constatée au 9e mois. — Accouchement et suites de couches normales.*

Thérèse Mappès, 28 ans, couturière, a eu un premier accouchement à

26 ans. Elle entre à la Charité, le 13 janvier, à 8 mois 1/2 de grossesse. Elle a eu dans le cours de celle-ci des malaises inconnus à la première, les troubles digestifs du début ont été persistants, et maintenant encore les digestions sont pénibles, et elle vomit après les repas ; les selles sont fréquemment diarrhéiques ; infiltration des extrémités inférieures ; bronchite légère, apyrexie complète.

Huit jours après son admission, sans modification sensible dans son état, elle accouche normalement d'un garçon, pesant 3 kilog. 250 gr.. et quitte la Charité le 3 février, complètement remise et avec des urines normales.

Obs. VIII. — *Albuminurie gravidique passagère.*

Vernat Françoise, 21 ans, devideuse, primipare, a toujours joui d'une santé excellente ; ses dernières règles se sont montrées le 25 juin. Au cours de la grossesse pas d'accidents à signaler. Le jour de son entrée les urines limpides, acides, recueillies à la sonde, offrent très-nettement à l'acide azotique l'anneau caractéristique de l'albumine ; je contrôle par la chaleur et l'acide acétique, par le réactif acéto-picrique. Deux jours après, les jours suivants, urines normales. Je demandais alors à cette femme, si le jour où je l'avais examinée pour la première fois, elle avait pris, avant de venir, quelque aliment : elle n'avait bu que du café noir ; si elle avait fait une longue course pour se rendre à la Charité : elle avait dû marcher pendant une heure et demie. Je n'hésitais pas à mettre sur le compte de cette fatigue, exagérée pour son état de grossesse, cette albuminurie si fugace.

J'avais été mis en éveil par un fait analogue : chez une femme enceinte, qui venait des environs de Lyon, l'acide azotique m'avait révélé, au premier examen des urines, un léger nuage d'albumine ; ne l'ayant pas contrôlé avec d'autres réactifs, quand, le lendemain et les jours suivants, je trouvais la sécrétion urinaire normale, je crus à une illusion.

Chez la femme Vernat, l'accouchement se fit normalement : pendant le travail, qui dura 23 heures, les urines redevinrent albumineuses, e cette albuminurie augmenta encore après l'expulsion du fœtus, qui était une fille du poids de 3 k. Deux jours plus tard, l'urine était normale.

Que conclure de ces huit faits d'albuminurie gravidique si différents les uns des autres ? Si dans les observations I. III. IV, le trouble urinaire se trahissait par des symptômes généraux, dans les autres rien ne le laissait soupçonner, il fallait le rechercher pour le connaître. Il semble que la souffrance de l'organisme de la mère et du fœtus a toujours été en raison directe de l'intensité et de la durée de la leucomurie. C'est ainsi que, chez les femmes des observations I. II et III, les nouveaux-nés ont eu un poids au-dessous de la moyenne, et deux fois il y a eu complication dans les suites de couches.

Faut-il y voir les diverses périodes d'une même affection dont la femme Dutruel serait le type, et dont les autres présenteraient des degrés moins avancés ? Peut-on dire que la grossesse, seule responsable de l'albuminurie, exerce son influence avec une intensité plus ou moins grande suivant la résistance du sujet ? Rien dans le tableau clinique offert par nos malades n'autorise ces assertions. Aussi, pour ne pas discuter la pathogénie avec des données insuffisantes, nous allons prendre, dans nos observations, les points considérés comme importants, à savoir :

Que l'albuminurie gravidique nous a présenté une fréquence de $\frac{1}{15.5}$;

Que 4 de nos albuminuriques étaient primipares, 4 multipares ;

Qu'une seule d'entre elles a eu une albuminurie persistante, et qu'elle est morte quatre mois après de pelvi-péritonite suppurée ;

Que, parmi les signes d'albuminurie gravidique, deux nous ont frappé, l'infiltration dépassant les membres inférieurs et les troubles digestifs (vomissements, diarrhée) ;

Que les 8 nouveau-nés ont présenté un poids moyen de 3 k. 068 un peu au-dessous du poids normal, que l'un est mort pendant le travail, qu'un autre a eu une ophthalmie purulente double ;

Et nous essaierons, avec les œuvres de nos prédécesseurs, de suppléer à la pénurie de faits qui rend nos résultats discutables.

Pour rester fidèle à la définition que j'ai adoptée de l'albuminurie gravidique, et l'étudier isolément, je ferai rentrer dans ce cadre seulement celles de leurs observations où l'albuminurie aura été constatée en dehors de l'influence du travail et où elle ne pourra être imputée à aucune autre cause qu'à l'état gravide. J'élimine aussi l'éclampsie, et les néphrites constatées à l'autopsie des femmes en couches, lorsqu'elles ont succombé à des accidents puerpéraux, parce que ceux-ci peuvent être le point de départ des lésions rénales.

Pour légitimer cette exclusion de l'éclampsie, je n'ai qu'à citer textuellement les paroles du professeur Jaccond (1) : « En résumé, dit-il, toutes les femmes enceintes albuminuriques ne deviennent pas éclamptiques, toutes les éclamptiques ne sont pas albuminuriques ; donc, une théorie qui établit un rapport constant et nécessaire entre l'albuminurie et l'éclampsie est une théorie fausse. »

La proposition que toutes les éclamptiques ne sont pas albuminuriques est indéniable aujourd'hui ; témoin les assertions de Depaul, Trélat (2) en France, celles de Schrœder (3), Brummerstädt (4) en Allemagne, de Braxton Hiks (5) en Angleterre.

(1) Cliniques de Lariboisière.
(2) Molas. Th., Paris, 1877.
(3) *Manuel d'accouchement*. Trad. Charpentier.
(4) Nœgele. *Traité d'accouchement*. 2me édit. franc.
(5) Societ. obstet. 1867.

La proposition inverse, toutes les albuminuriques ne sont pas éclamptiques, n'est pas discutée, mais on a donné des statistiques qui sembleraient faire croire que les convulsions doivent se manifester dans des proportions connues. Ainsi je trouve, dans la thèse de Dumas, les chiffres suivants :

Blot	41	albuminuriques,	7	éclamptiques	$\frac{1}{5.8}$
Stoltz.	7	—	1	—	$\frac{1}{7}$
Devillers . .	20	—	11	—	$\frac{1}{1.8}$
Mayer . . .	36	—	7	—	$\frac{1}{5.1}$
Litzmann. .	13	—	5	—	$\frac{1}{2.6}$
Braun . . .	35	—	6	—	$\frac{1}{5.7}$
Mac-Donald.	8	—	5	—	$\frac{1}{1.6}$

Pour les uns, plus de la moitié des albuminuriques sont éclamptiques ; pour Stoltz, il n'y a qu'une éclamptique sur sept albuminuriques.

Les 117 albuminuries de la grossesse ou du travail que j'ai observées ne me donnent qu'une seule éclamptique ; j'omets la relation du fait parce qu'il est banal et que l'état albumineux des urines n'a été constaté qu'après les convulsions. Je m'empresse d'ajouter que, sur ce nombre total, 8 albuminuries seulement ont été constatées au cours de la grossesse (1) et que toutes les autres se rapportent au travail.

Mais, en mettant l'albuminurie puerpérale en regard de l'éclampsie, nous arrivons à une dissidence encore plus frappante, tout en continuant à nous servir des statistiques antérieures. On sait par

(1) Et on peut se demander si les symptômes observés chez la femme Dutruel (obs III) dans les premiers jours des couches n'étaient pas précurseurs de l'éclampsie.

les travaux de Blot, de Petit, d'Hypolitte, qu'en examinant les urines des parturientes on les trouve albumineuses dans $\frac{1}{4}$ ou $\frac{1}{5}$ des cas ; d'autre part, c'est bien pendant le travail, ou dans un temps très rapproché de lui, qu'on observe les convulsions : or, la proportion des éclamptiques par rapport au nombre total d'accouchements est de $\frac{1}{368}$ (1). La différence est trop évidente pour qu'il soit nécessaire de faire ressortir que toutes les albuminuriques ne sont pas éclamptiques.

Toujours est-il qu'en acceptant la connexité qui semble relier beaucoup de cas d'éclampsie à l'albuminurie, on est en droit de ne pas la regarder comme une loi générale et de demander pour le terme albuminurie une épithète qui caractérise cette complication spéciale. C'est un retour à l'ancienne doctrine de Sauvages et de Burnes qui, sans rien préjuger sur la nature de l'éclampsie, la décrivaient, non comme une espèce morbide distincte, mais comme le symptôme de troubles fonctionnels divers.

Rayer (2) avança le premier que la grossesse est une cause assez fréquente de néphrite albumineuse. Blot, dans sa thèse inaugurale, a dit de lui : « Je crains que notre savant maître n'ait conclu trop facilement de l'albuminurie seule à une maladie des voies urinaires. Ce qui m'autorise à avoir cette crainte, c'est que son assertion n'est appuyée d'aucune observation accompagnée de l'examen nécroptique. »

Leudet (3) s'attache à prouver que l'albuminurie des femmes grosses peut demeurer persistante : des six observations qu'il a

(1) Ce chiffre est la moyenne donnée par les statistiques françaises. (Mᵉ Lachapelle, Velpeau, Cazeaux, Depaul, de Soyre.)

(2) Maladie des reins, t. I, page 162.

(3) Mémoire sur la néphrite albumineuse consécutive à l'albuminurie des femmes grosses. Gaz. hebd. de méd. et de chir. 1844.

recueillies, une seule (obs. 1) rentrerait dans notre cadre si elle était complète. Pour les autres, ou bien il y avait éclampsie, (obs. 3, 5), ou l'albuminurie constatée longtemps après l'accouchement était mise sur le compte de la grossesse, sans que l'examen des urines eût été pratiqué pendant son cours (obs. 2, 4, 6). L'observation 1 est celle d'une primipare âgée de 24 ans, ayant eu des hémoptysies au début de la grossesse ; à 7 mois, les mouvements actifs du fœtus cessent, les jambes s'œdématient, les urines sont brunes ; à 8 mois elle accouche d'un mort-né macéré. L'observation la quitte en pleine albuminurie, sans renseignements ultérieurs.

Sur 21 observations relatées complètement dans l'important mémoire de Devillers et Regnauld (1), nous éliminons les éclamptiques et les albuminuriques constatées seulement au travail (observations 4, 7, 8, 9, 10, 19, 20, 21). Nous relevons l'observation 5. Il s'agit d'une femme de 33 ans, rachitique, phthisique au premier degré, infiltrée, chez qui l'accouchement se fit prématurément (à 7 mois). Douze jours avant, l'urine avait été trouvée albumineuse ; il n'y eut aucune complication dans les suites de couches.

La thèse de Blot (2), comme tous les travaux de cette époque (Bach, Cahen), se rapporte à l'éclampsie et au travail ; trois faits doivent être relatés parce que les femmes, ayant succombé peu de temps après le travail, présentaient des lésions rénales si avancées (3e degré de Rayer) qu'elles devaient dater de la grossesse.

Obs. 9. Primipare dont la santé avait été très bonne pendant la grossesse, sans la moindre trace d'œdème sur aucune des parties

(1) *Arch. Génér. de Médecine.*
(2) Thèse. Paris 1849.

du corps, qui accouche à terme, prend des accès convulsifs et meurt.

Obs. 19. Primipare de 25 ans; bonne grossesse au début; dans les derniers mois, au contraire, quelques douleurs de côté et de l'infiltration gagnant les parois de l'abdomen. Grossesse gémellaire, albuminurie considérable. Après la délivrance hémorragie incoercible, dont elle meurt.

Obs. 25. Primipare 18 ans; infiltration générale datant du milieu du 9e mois, acouchement à terme; fœtus hydrocéphale; céphalotripsie; la femme meurt de syncope quelques heures après la délivrance.

En 1854 paraît le mémoire d'Imbert-Gourbeyre (1); il conclut que : L'albuminurie puerpérale est un fait grave puisque la moitié « des femmes qui en sont atteintes en meurent, soit dans le temps « puerpéral, soit dans un temps plus ou moins éloigné des suites « de couches. » La lecture des observations donne la clef de ce pessimisme (2); la grossesse a la responsabilité des néphrites qui

(1) *Mémoire de l'Académie de Médecine.* 1854.

(2) Je rappelle ici quelques-unes de ces observations.

Obs. V. Jeune femme qui, 13 jours avant son mariage, neuf mois 1/2 avant l'accouchement, a été prise d'un trouble général de santé, dont l'étiologie est bien nette; elle s'était exposée au froid humide pendant toute une journée; à dater de ce moment enflure des pieds, céphalalgie, urines sanguinolentes.

Obs. VI. Syphilitique en pleine période secondaire, suivant un traitement mercuriel: syphilis et hydrargyrisme peuvent être responsables de l'albuminurie, l'auteur en fait la remarque, mais donne la préférence à la grossesse.

Obs. VII. L'albuminurie est constatée deux mois après l'accouchement, les symptômes qui pouvaient la faire soupçonner remontent à un mois.

Obs. IX. Deux mois et demi après l'accouchement, les urines sont trouvées albumineuses chez une malheureuse qui avait eu un érysipèle au cours de la grossesse et était trainée de prison en prison.

Obs. X. Albuminurie postpuerpérale, constatée 10 mois après l'accouchement.

Obs. XI. Empoisonnement, lésion rénale légère à l'autopsie, absence d'observation au cours de la grossesse.

sont constatées plusieurs mois après l'accouchement ou que tout autre cause qu'elle pourrait produire. Après cette confusion l'auteur avait le droit de trouver inexacte l'opinion de Cazeaux affirmant que « l'albuminurie de la grossesse ne s'accompagne pas en général des troubles fonctionnels et des symptômes auxquels elle donne lieu quand elle est liée à une maladie des reins. »

Ollivier (1) dans son étude sur les maladies chroniques d'origine puerpérale ne cite qu'une seule observation d'albuminurie imputable à la grossesse.

Tarnier (2) à l'appui de l'influence heureuse du régime lacté a publié deux faits d'albuminurie constatée au 8e mois, disparus 3 semaines avant l'accouchement. Aucun symptôme grave ne la révélait. Couches et suites de couches furent normales. Des deux femmes l'une était primipare, l'autre secondipare. Les nouveaux-nés pesaient l'un 3 k. 290, l'autre 3 k. 900.

Dans la thèse du docteur Hypolitte (3) il y a deux faits d'albuminurie gravidique simple; nous en donnerons les titres: obs. XIV. primipare ; œdème pendant le dernier mois de la grossesse, albuminurie, symptômes d'éclampsie combattus avec succès (céphalalgie, épigastralgie, troubles de la vue), accouchement naturel, métrite et périmétrite, guérison, l'enfant pesait 3 k 100,— obs. XI. primipare; épistasis au 4e mois, infiltration et albuminurie dès le 7e, phénomènes précurseurs de l'éclampsie, accouchement à 8 mois, albuminurie disparue 3 semaines après.

La récente monographie du Dr Dumas contient le résumé succinct de plusieurs faits empruntés à Coe, Barker, dans les-

(1) *Arch. gen. de Méd.* 1848.
(2) *Progrès Médical* 1875.
(3) Thèse. Nancy 1879.

quels deux phénomènes sont des plus fréquents : l'infiltration générale et les accouchements prématurés.

Même après cette analyse des travaux antérieurs, il est difficile de donner de l'albuminurie gravidique un tableau symptômatique frappant : des femmes qui en sont atteintes, les unes sont des malades, les autres ont les apparences de la santé. Rien de caractéristique dans l'état des premières : tantôt l'affection a des allures bruyantes, elles ont de la fièvre, des douleurs lombaires vives, semblent prises d'une néphrite aiguë ; tantôt ce sont des malaises vagues, des points douloureux, un peu de bronchite. Le seul signe qui ait eu une certaine constance est l'infiltration ; mais il est si fréquent, disent Devillers et Regnault, qu'il est difficile de l'invoquer ; Blot et Mordret (1) l'ont vu marquer chez un grand nombre de femmes albuminuriques. C'est vrai, si l'on tient seulement compte de l'œdème des membres inférieurs, qui, au dernier mois de la grossesse, reconnaît une cause purement mécanique ; mais si l'infiltration remonte plus haut, s'il se produit de la bouffissure de la face, « c'est un œdème en quelque sorte spécifique (Dumas). » On pourrait faire les mêmes réflexions sur les troubles digestifs qu'ont présentés certaines de nos malades ; ils sont si communs qu'ils n'ont pas de valeur propre. Mais dans certains cas, au lieu de les regarder comme un effet, ne pourrait-on pas leur imputer le trouble urinaire et, le trouvant très-léger se demander si ce n'est pas là l'albuminurie dyspeptique que Parkes (2) et Beneke (3) ont signalée ?

(1) Mémoire couronné par l'Académie de médecine.

(2) *The composition of the Mine London*, 1860.

(3) *Virchow's Hand. de sp. Path. und Ther*, 1855.

A côté des albuminuriques malades, nous avons celles qui ne le sont pas, du moins en apparence; pas d'infiltration ; régularité parfaite dans les fonctions ; elles supportent la déperdition d'albumine, dans cette phase difficile de l'accouchement et des suites de couches, avec une indifférence complète.

Les complications décrites comme fréquentes (hémorrhagies après la délivrance, accouchement prématuré) (1) semblent plus particulièrement le fait des premières qui généralement aussi procréent des enfants d'un poids au-dessous de la moyenne ; les secondes, au contraire, semblent faire partager au nouveau-né leur immunité.

Toutes deux n'en présentent pas moins un symptôme pathologique grave, soit parce qu'il peut faire naître des accidents, soit parce qu'il peut demeurer persistant. Mais cette terminaison serait exceptionnelle ; le plus souvent, après avoir présenté, sous l'influence du travail, une exacerbation passagère, l'albuminurie disparaît dans les premiers jours de couches.

Ainsi, la signification de l'albuminurie au cours de la grossesse est complexe, comme les causes qui peuvent lui donner naissance ; il nous suffira de parcourir rapidement les diverses conditions pathogéniques que l'état gravide lui offre, pour convenir de ce fait.

On peut ramener les causes de l'albuminurie (2) à l'un des trois facteurs physiologiques qui président à la fonction rénale:

(A) Conditions chimiques du sang ;

(B) Degré de pression ;

(1) Dans mes observations, je compte 26 avortements ou accouchements prématurés ; sur ce nombre 11 albuminuriques, toutes en travail, proportion supérieure à celles des femmes à terme examinées à la même période.

(2) Semmola. *Revue mensuelle*, mars 1880.

(C) Conditions des éléments histologiques de l'appareil de filtration ;

(A) *Conditions chimiques du sang.* D'après Tarnier et Chantreuil, le sang dans la grossesse, présente :

1° Une augmentation de sa masse totale ;

2° Une variation dans le rapport des éléments figurés, les globules rouges diminuant, les globules blancs augmentant ;

3° Une modification dans la constitution chimique, l'albumine descendant du chiffre normal 70.5 à 66, la fibrine montant de 3 p. 1000 à 4.8 pour 1000.

Ces données sont le fruit des recherches de Becquerel et Rodier, Regnauld, Andral et Gavarret ; tout en respectant leur autorité il m'a paru intéressant de les rapprocher de celles d'Ingerslev (1).

Cet auteur a repris les deux premières parties de la question et est arrivé à des résultats tout autres : il a fait la numération des globules avec l'appareil d'Hayem ; prenant pour terme de comparaison le sang d'élèves-accoucheuses, il a examiné 40 femmes aux derniers mois de la grossesse ; la différence a été insignifiante et telle, dit-il, qu'on peut la mettre sur le compte d'influences extérieures (classes pauvres, filles de service et de fabrique) ; des 40 femmes enceintes quatre avaient de la néphrite gravidique, et chez elles la numération des globules n'a rien offert de particulier. Aussi conclut-il en disant que, si le nombre de globules sanguins contenus dans une quantité de sang est en rapport avec l'hydrémie, cette dernière n'existe pas. L'augmentation de la masse totale du sang, la leucocytose physiologique (Peter), se ferait donc dans des proportions discutables ; il n'en resterait pas moins un facteur puissant, la diminution d'albumine, qui a été

(1) Ingerslev. *Centralb. für Gynæl.*, n° 26, déc. 1879.

regardée comme jouant un rôle important dans la transsudation du sérum. Mais la modification du sang échapperait-elle à l'analyse chimique, elle n'en serait pas moins réelle ; les faits cités par le professeur Depaul, celui rapporté par Hypolitte, la remarque que m'a inspirée la leucomurie du travail dans ses rapports avec l'état de vie du nouveau-né, ces faits, dis-je, où l'on voit la leucomurie gravidique disparaître quand le fœtus vient à mourir, et cela, lorsque son expulsion ne se fait que bien quelques jours après et que les conditions de pression ne sont pas changées, gardent toute leur valeur, quoique inexpliqués.

(B) *Degré de pression.* Réduire à une simple question d'hydraulique le problème de l'albuminurie gravidique, dire que la compression exercée sur les veines émulgentes amène la congestion veineuse du rein et par suite l'albuminurie simplifierait la tâche d'en trouver la pathogénie. Mais il est des considérations anatomiques, faites depuis longtemps, qui diminuent bien la valeur de ces vues hypothétiques. La première est la situation des veines rénales qui sont protégées par le mésentère et les anses intestinales (Depaul), et qui s'abritent dans la concavité dorso-lombaire ; la seconde c'est que, si cette compression existait, elle devrait se manifester plus activement sur le rein gauche dont la veine émulgente contourne la saillie vertébrale et l'aorte ; or, rien de semblable n'a été noté d'une façon précise dans les nécropsies (1). Du reste, n'est-ce pas tout le système vasculaire de l'organe, artériel et capillaire, et non pas les veines seules, qui est soumis à cette augmentation de pression ? Et n'y aurait-il pas plutôt lieu d'inter-

(1) Hubert a bien signalé que les lésions rénales étaient parfois plus marquées d'un côté que de l'autre, mais dans les autopsies de Blot, Mayor, rien de semblable n'a été observé.

prêter la transsudation de l'albumine par la loi de Runeberg : « L'albuminurie reconnaît pour cause la diminution de la différence de pression entre la tension sanguine intra-glomérulaire et la pression qui existe à l'intérieur de la capsule de Bowman, en dehors du glomérule » ? Dans la grossesse, le milieu où sécrète le rein, la cavité abdominale, présente aux derniers mois une pression intérieure qui est égale à celle d'une colonne de 1 centimètre de mercure (1). D'après les lois de physique pure, puisqu'elles sont ici mises en cause, cette pression doit se transmettre également partout, et par conséquent à la surface des deux reins (2); le cœur s'est bien hypertrophié pour lutter contre cette surcharge de fonction ; mais qu'il faiblisse dans sa tâche, et les conditions produites expérimentalement par Runeberg se trouveront réalisées ; la pression sanguine intra-glomérulaire étant diminuée, par suite la perméabilité de la membrane filtrante sera augmentée (3).

Mais cette théorie mécanique est ébranlée par des faits cliniques. Une compression égale à celle de l'utérus gravide, plus forte même, produite par des tumeurs fibreuses ou ovariennes, n'amène pas d'albuminurie. Quoique cette assertion soit bien connue (Playfair), je me suis attaché à la confirmer, et toutes les fois que j'ai eu l'occasion d'examiner des femmes dont le ventre avait le volume de celui d'une femme à terme, j'ai recueilli leurs urines. Sur 12 cas, se rapportant pour la plupart à des nulli-

(1) Polaillon. *Recherches sur la physiologie de l'utérus gravide.* Ann. de gyn. septembre 1880.

(2) En tenant compte des résistances, la pression sera un peu plus élevée sur les veines à parois moins élastiques que les artères.

(3) Ne serait-ce pas une modification analogue dans les fonctions du foie qui prédisposerait les femmes grosses à l'ictère ? Van Swielten avait autrefois donné cette interprétation.

pares, c'est-à-dire à des femmes dont les parois abdominales étaient résistantes, j'ai constaté une fois seulement une albuminurie légère, et la malade d'une famille de tuberculeux avait des sommets suspects. J'ai observé une femme enceinte à 6 mois de grossesse portant une tumeur kystique de l'ovaire qui lui rendait le ventre énorme ; elle prit une infiltration considérable des membres inférieurs remontant jusqu'aux parois abdominales ; les urines examinées plusieurs fois jusqu'au moment de l'accouchement, qui se fit à 7 mois 1[2, ne furent jamais albumineuses ; enfin deux grossesses gémellaires dans le cours du neuvième mois ont eu la sécrétion urinaire normale.

On a aussi cité des faits d'albuminurie gravidique dans les premiers mois, alors que la compression des veines rénales ne pouvait être mise en cause. Je sais bien que Brown-Sequard a fait disparaître l'albumine des urines en faisant tenir une femme grosse sur les coudes et sur les genoux, mais ce fait est resté isolé.

Aussi, sans nier la part que la présence de l'utérus gravide dans l'abdomen peut prendre au trouble rénal, doit-on dire qu'il n'est pas seul en cause et demande le concours d'autres facteurs.

(C) *Conditions des éléments histologiques de l'appareil de filtration.* Reste la theorie néphrogénique. J'éviterai de me servir du mot néphrite pour ne pas réveiller la discussion soulevée par Kelsch (1), pour qui la néphrite parenchymateuse n'est qu'une dégénérescence sans travail inflammatoire ; j'emploierai de préférence le mot altération sans en présager la nature : il exprime mieux les modifications que le gravidisme amène dans les organes.

On sait que ces modifications aboutissent pour quelques-uns

(1) Arch. de phys. 1874.

d'entre eux à une stéatose dont le foie nous offre le type. Tarnier signala le premier le fait et après avoir pensé que c'était un état pathologique résultant de la fièvre puerpérale, vit que c'était un état anatomique transitoire qu'on retrouvait chez les femmes grosses : les recherches de de Sinéty confirmèrent les résultats. Il était naturel de penser qu'à cette modification correspondait un trouble fonctionnel et de se demander si la glycosurie physiologique de la grossesse constatée par Blot, Claude Bernard, de Sinéty n'en était pas l'expression. Par le même fait de stéatose hépatique, la femme enceinte se trouvait dans des conditions propres à développer l'albuminurie alimentaire, car les expériences de Cl. Bernard ont démontré le rôle du foie dans l'assimilation des matériaux albuminoïdes de la digestion. Mais c'est là un point de détail.

Il se produit dans le rein une altération graisseuse analogue à celle du foie ; Virchow a écrit : « Dans ces deux organes (le rein et le foie) on observe la même infiltration parenchymateuse due à l'adjonction d'une masse nucléaire trouble et comme albumineuse dans l'intérieur des cellules glandulaires, ce qui fait que l'organe devient plus gros, augmente de consistance et paraît lâche après qu'on a enlevé la capsule. » Mayor a constamment trouvé dans l'autopsie des femmes mortes en couches des altérations se rapprochant de celles décrites par Cornil à diverses périodes de la néphrite parenchymateuse *à frigore;* mais dans son travail il est une circonstance qui diminue la valeur de cette assertion visant la grossesse, c'est que les sujets ont succombé à des accidents puerpéraux. Bartels, Dickinson, Georgi ont confirmé l'existence de cet état graisseux.

Cette modification du rein établie, pourquoi ne pas admettre des troubles fonctionnels en rapport avec la structure délicate de l'organe, avec sa suractivité (1), et dont l'albuminurie serait l'expression, comme la glycosurie l'était de la stéatose hépatique ? Si enfin on tient compte de ce fait physiologique que le foie et le rein ont un rôle connexe à remplir, que ce sont deux organes dépurateurs destinés à se suppléer mutuellement, on est amené à conclure que la modification que leur imprime la grossesse doit jouer un rôle important dans la pathogénie de l'albuminurie.

La grossesse crée donc un ensemble de conditions propres à favoriser le passage de l'albumine dans l'urine. Mais la modification du sang dans sa pression et sa constitution. l'influence de la stéatose rénale suffisent-elles à l'expliquer ? Non, car la leucomurie serait aussi commune que l'état gravide ; elles affirment seulement « l'imminence albuminurique » (Dumas). Le foyer est préparé, il faut une étincelle pour l'allumer (Playfair), et alors sous la moindre influence pathologique le trouble rénal se manifeste sans être toujours l'expression d'une même lésion. C'est là que l'observation attentive, minutieuse, doit jouer son rôle pour indiquer la part qui revient à chacune de ces influences dans la marche, la terminaison des diverses sortes d'albuminurie. Aujourd'hui il est impossible de le faire ; Playfair a résumé l'état de la question en écrivant : « Nous possédons à peine quelques observations qui puissent nous autoriser à formuler une conclusion précise, concernant les risques de l'albuminurie pendant la grossesse, mais ils sont certainement graves. » Nous ferons remarquer que cette assertion nous semble trop absolue, comparée à nos résultats, mais avec la réserve que doivent imposer des faits personnels, et

(1) La femme enceinte élimine plus d'urée (Quinquaud).

en exprimant le désir de voir les recherches se diriger vers ce point encore si obscur de la science obstétricale.

Nous avons eu l'occasion de signaler l'influence heureuse du régime lacté sur l'une de nos albuminuriques (Obs. III) présentant des symptômes graves ; nous croyons de notre devoir de le rappeler ici, parce que, si l'obscurité règne sur la pathogénie de l'affection, la thérapeutique, grâce à M. Tarnier, possède une méthode générale de traitement dont l'efficacité est incontestable.

CHAPITRE II

ALBUMINURIE DU TRAVAIL.

Nous abordons le chapitre le plus riche en faits cliniques, l'albuminurie s'observant au moment du travail avec une fréquence qui varie entre $\frac{1}{4}$ et $\frac{1}{5}$. Elle paraît essentiellement liée à cet acte, commence et finit avec lui, et son intensité, sa durée sont souvent proportionnelles à la difficulté de l'accouchement ; elle est l'expression d'un état pathologique réel et pour cela importante à bien connaître.

Nous l'avons dit, par travail nous entendons non-seulement la phase apparente de cet acte, mais aussi ce travail silencieux des derniers jours qui prépare activement le canal pelvi-génital.

En effet, tandis qu'au cours du dernier mois de la grossesse la leucomurie est rare, brusquement, à la fin de ce mois, elle devient très-commune. Si l'on représentait par un tracé graphique le rapport des femmes albuminuriques que la grossesse et cette période de travail présentent, on verrait, dans les jours qui précèdent l'accouchement, la ligne monter par une ascension régulière jusqu'à l'acmé $\frac{1}{4}$, qui représente le maximum des albuminuriques correspondant au travail, puis redescendre graduellement dans les jours qui suivent. C'est ce que que j'ai vu chez les 119 enceintes (1) qu'il m'a été donné d'observer ainsi dans la phase préparatoire du travail, c'est ce qui a fait élever leur proportion comme albuminuriques à $\frac{1}{9}$ à la fin du 9e mois, alors que cette fraction n'était qu'un des échelons de la progression.

Indépendamment de ces 119 femmes tenues en observation à la fin de leur grossesse, et dont j'élimine les 8 cas d'albuminurie gravidique, quoiqu'elle ait été plus intense au travail (v. obs.), j'ai eu à examiner 336 parturientes entrées au moment de l'accouchement ou deux ou trois jours avant lui, ce qui me donne un chiffre total de 447 observations, et parmi elles 109 albuminuriques, soit $\frac{1}{4.13}$, c'est le chiffre indiqué par Petit et contrôlé déjà par le Dr Hypolitte.

Pour prévenir l'objection de néphrite parasitaire consécutive au catéthérisme soulevée par Olshausen (2) et Chamberlain, je dirai que toutes les femmes étaient sondées avec les précautions antiseptiques les plus rigoureuses.

Arrivée au terme de la grossesse, la femme se trouve en imminence albuminurique, le travail commence et sa seule influence fait apparaître la leucomurie avec une intensité proportionnelle aux modifications qu'il provoque.

C'est d'abord le temps secret, le travail insensible, qui, plus long chez les primipares, va concentrer son action sur le segment cervico-utérin. Le col s'efface rapidement, on sent les parois de la matrice s'amincir, en même temps qu'une imbibition consi-

(1) Ne trouvant chez elles que la proportion $\frac{1}{5.2}$ au moment de l'acmé, je me suis demandé s'il fallait faire intervenir l'influence de la vie hygiénique qu'elles menaient à la Charité, ou si chez les parturientes vues seulement au travail la proportion était élevée par des albuminuries gravidiques préexistantes et ignorées.

(2) Beit. für geburt. und gynœk. 1873.

dérable, résultat de phénomènes congestifs, vient ramollir tous les tissus. Les organes voisins du conduit génital n'échappent pas à cette influence, et les envies d'uriner (1), d'aller à la selle, trahissent la souffrance de la vessie et du rectum. Que se passe-t-il à ce moment dans les uretères que leur situation met en connexion intime avec le col de l'utérus ? N'est-il pas naturel de penser qu'ils participent à cette imbibition générale et que le gonflement de leur muqueuse élève la tension sous laquelle le rein sécrète ? Il est peu probable qu'il y ait des phénomènes de compression directe, ou, s'ils existent, ce serait sur un seul de ces conduits, la loi de Moralès sur l'engagement prouvant que la partie fœtale n'occupe pas toute l'aire d'un plan pelvien.

Puis va commencer le vrai travail qui retentira sur toutes les grandes fonctions : innervation, respiration, circulation présenteront des modifications telles qu'une véritable scène pathologique s'ouvrira pour l'accoucheur. Au début, il n'y a point d'effort volontaire, l'action utérine seule assure l'engagement ; mais dès que la partie fœtale progresse, alors commence une lutte dans laquelle la femme dépense tout ce qu'elle a d'énergie et de force volontaire, et dont elle sort anéantie, brisée. Deux ordres de faits nous expliquent l'albuminurie à ce moment : du côté de l'appareil urinaire, les modifications de tension vasculaire qui s'accomplissent dans la glande, placée à chaque douleur sous l'influence de la pression énorme et prolongée des muscles abdominaux, et dans les conduits excréteurs, les tiraillements, la compression, à tel point que souvent ils s'enflamment (2). C'est aussi la fatigue physique, la dépense musculaire du travail, con-

(1) Kaltenbach. Arch. f. Gynœkol. B. D. III, 1872.
(2) Chamberlain, loc. cit.

sidérable pour une femme prédisposée à l'albuminurie par la grossesse. Or, nous savons que chez des hommes sains un travail musculaire exagéré (*exertion* des anglais) peut produire l'albuminurie (1).

Vient enfin la phase de l'acmé albuminurique, celle qui succède à l'expulsion du fœtus. Petit a le premier signalé le fait : « Plus de cas d'albuminurie à l'examen de la première urine après l'accouchement, qu'à l'analyse de l'urine recueillie pendant le travail ». J'ajouterai que, dans trois cas, j'ai vu l'urine être albumineuse une heure après l'accouchement alors qu'elle avait été normale pendant le travail (2).

La condition pathogénique ne peut être la même ; dans les dernières périodes du travail on peut invoquer la pression ; mais que dire de cette augmentation ou de cette apparition de l'albumine dans les urines une heure ou deux après l'accouchement ?

Habitués à fonctionner pendant la grossesse sous une pression graduellement croissante et à laquelle ils sont brusquement soustraits, les reins se trouvent naturellement exposés à une congestion intense. Il se passe pour eux ce qui se produit pour tous les viscères abdominaux, lorsqu'on diminue leur pression ordinaire. C'est le lieu de rappeler les syncopes dans les ponctions d'ascite, dans les évacuations rapides de la vessie, même dans les accouchements trop précipités. Les parois abdominales amincies par la distension longue qu'elles ont subie, fatiguées par les efforts du

(1) Voir Ellis, Bost med. and Surg. Journ. ap. 1880, et les faits de Leube, Edlefsen, Marcacci.

(2) Dans deux cas, urine normale 10 minutes avant l'expulsion du fœtus ; dans l'autre, normale entre l'accouchement et la délivrance, toutes albumineuses au cathétérisme suivant.

travail qu'elles viennent d'accomplir, sont flasques et dépressibles ; ce n'est plus cette enveloppe élastique et contractile de l'état antérieur à la grossesse ; d'une pression considérable, les viscères sont descendus à une pression presque nulle.

Quand Leroy d'Etiolle, dans une note à l'Académie de médecine, fit remarquer que la déplétion subite de la vessie produit l'effet d'un vide ou d'une ventouse, et comme conséquence la congestion des reins, à tel point que les capillaires se rompent, il signalait un accident auquel la clinique a depuis donné un symptôme: la polyurie de nature congestive. Au lieu de la vessie, qu'il s'agisse d'un kyste de l'ovaire (1) ayant pris droit de domicile dans l'abdomen, les organes se sont habitués à fonctionner sous sa pression; une ponction le vide de 15 à 20 litres de liquide, l'afflux sanguin se fait avec une intensité beaucoup plus grande que dans le cas précédent, et à la polyurie s'ajoute l'albuminurie. C'est ce qu'il nous a été donné d'observer dans trois faits de ponction ovarienne, où les urines normales bien avant l'opération, reconnues telles le matin, le devenaient notablement après, et cela pendant 2 ou 3 jours. Je n'ose pas parler des ovariotomies, quoiqu'en 3 circonstances le résultat ait été le même, mais avec plus d'intensité (2), car l'irritation du péritoine par l'air, les vapeurs phéniquées, le passage répété des éponges créent des conditions plus complexes. Un seul fait a échappé, pour la ponction, mais non pour l'opération, à cette règle apparente de congestion rénale. Il s'agissait de la même jeune fille dont nous avons parlé à propos des tumeurs

(1) Il est en dehors des voies d'excrétion de l'urine, mais malgré ce, l'analogie est possible, puisque sa pression se repartit sur les uretères, la vessie.

(2) Une fois, dans les sédiments urinaires, on voyait une grande quantiré de cylindres épithéliaux, granuleux et hyalins. Les trois opérées ont très-bien guéri.

abdominales (antécédents tuberculeux, sommets suspects) ; les urines étaient légèrement albumineuses, alors que l'abdomen était distendu par la tumeur ; on fit une ponction et on aspira 7 litres de liquide ; le kyste offrant des masses solides, on arrêta là l'évacuation : l'albuminurie disparut pendant cinq jours. Quand l'ovariotomie fut faite, les urines contenaient de nouveau une légère quantité d'albumine qui brusquement s'accrut dans les premiers jours et disparut dans la suite.

Entre l'abdomen vidé du contenu d'un kyste ovarique et celui d'une femme récemment accouchée, il y a une analogie incontestable ; et, si à cette cause de perturbation dans la pression rénale on vient ajouter une autre influence spéciale à la parturition, on voit combien tout concourt à rendre la femme albuminurique après le travail.

Immédiatement après l'accouchement, l'utérus se rétracte, le courant sanguin qui se dirigeait sur lui est brusquement dévié, et cette suppression, qui n'est pas compensée par la perte de sang, élève la tension dans tout l'arbre vasculaire (Blot, Marey, Lorain, Dumas). Où cette élévation se fera-t-elle surtout sentir ? Précisement dans cette cavité abdominale où la sortie du fœtus a fait comme un vide et a appelé la congestion ; sous cette double influence le rein sécrètera des urines albumineuses. L'accouchement reproduit là l'expérience physiologique qui consiste à augmenter la pression rénale par la ligature de l'aorte au-dessous des reins (Correnti). Runeberg s'est attaché à prouver que l'albuminurie n'était pas constante, mais il suffit qu'elle soit possible pour qu'avec les modifications gravidiques elle devienne fréquente.

A l'appui de cette théorie pathogénique je citerai le résultat de l'examen histologique des sédiments urinaires ; rarement ils m'ont présenté des cylindres granuleux ou hyalins ; quelquefois des cylindres épithéliaux à côté desquels nageaient une infinité de cellules de dimension égale à celles qui tapissaient la surface des tubuli ; le plus ordinairement, dans les deux tiers des cas (1), rien dans les sédiments, c'est-à-dire transsudation albumineuse sans lésion de l'épithélium (2).

A son appui encore la quantité d'urine sécrétée dans le cours normal des couches ; Kleinwächter (3) a toujours observé une polyurie notable le premier jour, qui diminuait ensuite rapidement.

Des théories passons à l'analyse des faits : j'ai présenté dans un tableau l'ensemble des observations ; si j'y ai fait rentrer des cas suspects d'albuminurie antérieure, je les ai toujours signalés, afin de dégager l'albuminurie du travail, comme celle de la grossesse, des influences étrangères à sa pathogénie ; j'ai signalé l'infiltration seulement quand elle était considérable et dépassait les membres inférieurs ; je n'ai indiqué la durée de l'albuminurie que lorsqu'elle est sortie de la moyenne normale (3 jours).

Deux ordres de recherches ne sont pas indiqués sur ces tableaux : cherchant s'il y avait eu au cours de la grossesse un symptôme trahissant les prédispositions à l'albuminurie du travail, je n'ai trouvé que les malaises de l'état gravide banal ; me demandant ensuite si l'irritation vésicale si fréquente chez les primipares à la fin du dernier mois (ténesme, dysurie) ne pouvait

(1) Ces résultats sont à rapprocher de ceux de Morike qui sur 37 albuminuriques du travail n'en a vu que 13 présenter des cylindres.

(2) Gusner et Litten (the Lancet 80), liant les uretères, ont vu 24 heures après l'ablation de la ligature des exsudats cylindriques entraînés par la congestion.

(3) Compte-rendu. *Rev. des sciences médic. 1877, t. IX.*

pas, suivant la loi formulé par Mercier (1), retentir jusque sur la glande rénale, j'ai vu indistinctement albuminuriques et non albuminuriques présenter ce symptôme.

(1) Les irritations portées sur l'extrémité d'un canal excréteur retentissent sur la glande.

RÉSUMÉ DES OBSERVATIONS

Nos d'ordre	NOMS.	AGE.	ACCOUCHEMENTS ANTÉRIEURS.	ANTÉCÉDENTS PATHOLOGIQUES et accidents de la grossesse.	PRÉSENTATION ET POSITION.	DURÉE du travail.	ACCIDENTS DU TRAVAIL.	SEXE ET POIDS du nouveau-né.	INTENSITÉ ET DURÉE DE L'ALBUMINURIE. — SUITES DE COUCHES.
1	Picollet, Louise . . .	23	1er à 18 ans. 2e à 22 ans.	0	1re du sommet	4 h.	0	f. 3 k. 600	Alb. moyenne.
2	Ginolin, Clémentine.	19	0	0	4e id.	16 h.	0	g. 3 k. 170	Alb. légère. — État fébrile au troisième jour des couches.
3	Poillot, Françoise. . .	23	0	État fébrile. — Diarrhée, vomissements la veille de son accouchement sans albuminurie.	1re id.	48 h.	Tête très fléchie. — Bosse sanguine sur l'occiput, chevauchement des pariétaux.	g. 3 k. 500	Alb. moyenne persistant pendant un mois. — Pelvi-péritonite suppurée, ouverture spontanée par le vagin.
4	Bernard, Marie. . . .	20	0	0	1re id.	8 h.	0	f. 3 k. »	Alb. légère.
5	Dallery, Pierrette . .	27	1er à 24 ans.	0	2e id.	4 h.	0	f. 4 k. »	Alb. très-légère.
6	Pâris, Amélie	18	0	0	1re id.	24 h.	Hémorrhagie grave après la délivrance.	g. 3 k. 770	Alb. légère.
7	Depierre, Françoise.	32	0	Céphalée frontale constante dans les derniers jours.	1re id.	31 h.	0	g. 3 k. »	Alb. légère.
8	Vignat, Thérèse . . .	26	1er à 23 ans.	0	2e id.	10 h.	0	g. 4 k. »	Alb. très-légère.
9	Sarrazin, Clotilde. . .	18	0	0	4e id.	19 h.	0	g. 3 k. 400	Alb. moyenne persistant pendant dix jours. — État fébrile.
10	Martin, Marie	23	0	0	2e id.	16 h.	Hémorrhagie abondante après la délivrance.	g. 3 k. 700	Alb. légère.

Nos d'ordre.	NOMS.	AGE.	ACCOUCHEMENTS ANTÉRIEURS.	ANTÉCÉDENTS PATHOLOGIQUES et accidents de la grossesse.	PRÉSENTATION ET POSITION.	DURÉE du travail.	ACCIDENTS DU TRAVAIL.	SEXE ET POIDS du nouveau-né.	INTENSITÉ ET DURÉE DE L'ALBUMINURIE. — SUITES DE COUCHES.
11	Bernachon, Marie . .	22	0	0	1re du sommet	20 h.	Rupture prématurée des membranes 24 heures avant le début du travail.	f. 2 k. 950	Alb. légère persistant pendant quatre jours.
12	Roux, Joséphine . . .	18	0	Hémorrhagie au 6e mois de la grossesse.	1re id.	6 h.	Hémorrhogie après la délivrance.	g. 2 k. 600	Alb. forte persistant pendant dix jours.
13	Larrivé, Joséphine . .	28	1er à 27 ans, mort-né.	0	1re id.	15 h.	Accouchement prématuré à 8 mois.	f. 2 k. 100	Alb. légère, augmentée le quatrième jour des couches, disparue le dixième
14	Perrin, Antoinette . .	17	0	Urine par regorgement depuis le 6e mois de sa grossesse.	1re id.	22 h.	Id.	f. 2 k 100	Alb. très-légère.
15	Thévenet	38	0	0	2e id.	67 h.	Inertie utérine.	g. 3 k. 600	Alb. moyenne persistant pendant un mois.
16	Colombin, Marie. . .	22	0	0	1re id.	47 h.	Rigidité du col.	f. 3 k. 600	Al. légère.
17	Soulas, Gabrielle. . .	19	0	0	1re id.	10 1/2	Hémorrhagie après la délivrance.	f. 2 k. 800	Id.
18	Allan, Zoé.	30	1er à 19 ans. 2e à 25 ans, avortement à 4 mois.	0	2e id.	4 h.	0	g. 3 k. 500	Id.
19	Sabatin, Marie. . . .	22	1er à 19 ans.	0	1re id.	16 h.	0	f. 3 k.	Id.
20	Gourd.	38	1er à 25 ans.	0	1re id	20 h.	0	f. 3 k. 100	Id.

Nos d'ordre	NOMS.	AGE.	ACCOUCHEMENTS ANTÉRIEURS.	ANTÉCÉDENTS PATHOLOGIQUES et accidents de la grossesse.	PRÉSENTATION ET POSITION.	DURÉE du travail.	ACCIDENTS DU TRAVAIL.	SEXE ET POIDS du nouveau-né.	INTENSITÉ ET DURÉE DE L'ALBUMINURIE. — SUITES DE COUCHES.
21	Chiron, Jeanne . . .	24	1er à 23 ans.	Fréquents épistaxis.	2e du sommet	16 h.	0	g. 2 k. 200	Alb. légère persistant pendant quatre jours.
22	Gaillard, Fanny . . .	31	0	0	2e id.	22 h.	0	f. 2 k. 800	Alb. légère pendant douze jours.
23	Colomb, Marie. . . .	18	0	0	1re id.	10 h.	0	g. 3 k. 300	Alb. forte. — Etat fébrile grave. — A la sortie, douze jours après, léger nuage d'albumine.
24	Genisset, Élire. . . .	28	1er à 22 ans.	Pleurésie dans les premiers mois, hémoptysies au cours de la grossesse. — Infiltration.	3e id.	5 h.	0	g. 3 k. 500	Alb moyenne. — Léger état fébrile, urines normales au cinquième jour des couches.
25	Eydant, Octavie . . .	17	0	0	1re id.	19 h.	Bassin rétréci	g. 3 k. 400	Alb. moyenne.
26	Roch, Anne	39	5 grossesses antérieures.	0	4e id.	5 h. 1/2	0	g. 3 k. 500	Id.
27	Gaudil, Claudine . . .	18	0	0	1re id.	17 h.	0	g. 3 k.	Alb. très-légère.
28	Chotin, Marie	17	0	0	2e id.	28 h.	Hémorrhagie après la délivrance.	g. 3 k. 500	Alb. moyenne persistant quatre jours.
29	Rostagnat, M.	20	0	Épistaxis au huitième mois. — Infiltration.	Grossesse gémellaire.	7 h. 1/2	0	g. 2 k. g. 1 k. 800	Alb. forte, disparue le lendemain.
30	Garde, Marie.	23	1er à 20 ans.	0	1re du sommet	5 h. 1/2	0	f. 3 k. 100	Alb. très-légère.

Nos d'ordre.	NOMS.	AGE.	ACCOUCHEMENTS ANTÉRIEURS.	ANTÉCÉDENTS PATHOLOGIQUES et accidents de la grossesse.	PRÉSENTATION ET POSITION.	DURÉE du travail.	ACCIDENTS DU TRAVAIL.	SEXE ET POIDS du nouveau-né.	INTENSITÉ ET DURÉE DE L'ALBUMINURIE — SUITES DE COUCHES.
31	Bonnet, Florentine . .	24	0	0	Sommet.	26 h.	Bassin rétréci, grand forceps, enfoncement du pariétal sur l'angle.	g. 3 k. 700	Alb. moyenne. — Septicémie aigüe. — Mort.
32	Deroche, Louise. . .	22	0	Trois jours avant l'accouchement, urines légèrement albumineuses.	2e du sommet	17 h.	0	f. 3 k. 800	Alb. légère persistant pendant cinq jours et augmentant d'intensité le quatrième. — N'allaite pas.
33	Goutaillet, Madeleine	22	0	0	1re id.	30 h.	Tête très-fléchie. — Chevauchement des pariétaux.	g. 2 k. 900	Alb. très-légère.
34	Ducrey, Suzanne . . .	24	1er à 23 ans. — Accouchement à sept mois.	0	Siège.	4 h.	Accouchement prématuré.	f. 1 k. 600 macérée	Alb. très-légère.
35	Sapey Lucie	36	1er à 27 ans. 2e à 28 ans. 3e à 35 ans.	0	1re du sommet	2 h.	0	g. 3 k.	Alb. légère.
36	Prély, Claudine . . .	22	0	0	4e id.	18 h.	Placenta prœvia. — Hémorrhagie. — Chevauchement des pariétaux.	g. 3 k. 250	Alb. très-forte persistante, légère à la sortie.
37	Lafrasse, Claudine . .	25	1er à 20 ans. — Avortement à six mois.	Rhumatisme articulaire aigu à 16 ans. — Infiltration.	2e id.	12 h.	Hémorrhagie grave après la délivrance.	g. 3 k. 150	Alb. légère.
38	Soulier, Françoise . .	22	0	0	1re id.	19 h.	Arrêt du travail, fausses douleurs nécessitant l'anesthésie.	g. 3 k. 250	Alb. très-légère.
39	Bieth, Thérèse	22	1er à 20 ans.	0	?	?	Avortement à 3 mois.	?	Id.
40	Forest, Françoise . .	21	1er à 18 ans.	Santé délicate, n'a revu ses règles qu'une fois entre ses deux grossesses.	1re id.	13 h.	0	g. 2 k. 300	Id.

Nos d'ordre	NOMS.	AGE.	ACCOUCHEMENTS ANTÉRIEURS.	ANTÉCÉDENTS PATHOLOGIQUES et accidents de la grossesse.	PRÉSENTATION ET POSITION.	DURÉE du travail.	ACCIDENTS DU TRAVAIL.	SEXE ET POIDS du nouveau-né.	INTENSITÉ ET DURÉE DE L'ALBUMINURIE — SUITES DE COUCHES
41	Monot, Catherine. . .	28	Deux grossesses antérieures.	Hémorrhagie au septième mois.	1re du sommet	19 h.	0	g. 4 k. 160	Alb. très-légère
42	Scoffier, Marie	21	0	0	1re id.	8 h. 1/2	Hémorrhagie abondante après la délivrance.	g. 3 k. 700	Id.
43	Gras, Caroline. . . .	33	0	0	1re id.	15 h.	0	g. 3 k. 250	Id.
44	Fardel, Louise. . . .	21	0	0	?	?	Accouchée dehors. — Inertie utérine et hémorrhagie post partum.	f. 3 k. 580	Alb. légère. — Pelvi-péritonite puerpérale.
45	Paviot, Louise	19	0	A 14 ans, scarlatine qui lui laisse une infiltration durant 45 jours. Epistaxis au cours de la grossesse.	4e id.	17 h.	Hémorrhagie légère après la délivrance.	g. 4 k. 080	Alb. très-forte, disparue le lendemain. — Septicémie le troisième jour, urines albumineuses. Morte chez elle douze jours après.
46	Catalas, Anaïs	23	0	0	1re id.	24 h.	0	g. 2 k. 600	Alb. moyenne, disparue le lendemain : état fébrile persistant. (Septicémie puerpérale probable). Guérison. L'alb. est revenue.
47	Meunier, Clotilde. . .	23	0	0	2e id.	12 h.	Hémorrhagie abondante après la délivrance.	g. 2 k. 450	Alb. moyenne. — État fébrile persistant. (Sept. puerp.) — Guérison.
48	Genin, Catherine. . .	21	0	0	2e id.	48 h.	Bosse sanguine sur l'occiput. — Chevauchement des pariétaux.	g. 2 k. 350	Alb. très-forte persistant pendant dix jours.
49	Bruyeron, Marie . . .	47	Huitième accouchement, dont un gémellaire.	0	2e id.	6 h.	Hémorrhagie légère post partum.	g. 3 k. 800	Alb. très-légère.
50	Camard, Benoite . . .	29	1er à 26 ans.	0	1re id.	4 h.	0	f. 4 k. 200	Id.

Nos d'ordre.	NOMS.	AGE.	ACCOUCHEMENTS ANTÉRIEURS.	ANTÉCÉDENTS PATHOLOGIQUES et accidents de la grossesse.	PRÉSENTATION ET POSITION.	DURÉE du travail	ACCIDENTS DU TRAVAIL.	SEXE ET POIDS du nouveau-né.	INTENSITÉ ET DURÉE DE L'ALBUMINURIE. — SUITES DE COUCHES.
51	Viard, Annette. . . .	30	0	0	1re du sommet	12 h.	0	f. 3 k. 700	Alb. très-légère.
52	Bégon, Claudine . . .	27	0	0	4 id.	17 h.	Hémorrhagie abondante après la délivrance.	f. 3 k. 050	Alb. légére.
53	Laquet, Mélanie . . .	22	0	Bronchite, — Epistaxis au cours de la grossesse.	2e id.	14 1/2	Accouchement prématuré à sept mois et demi.	f. 2 k. 250	Alb. très-forte, disparue le lendemain.
54	Bernet, Jeanne. . . .	21	1er à 16 ans.	0	1re id.	18 h.	Avortement à six mois, chute.	g. 1 k. 500	Alb. très-légère.
55	Gros, Marie	25	0	0	1re id.	19 h.	0	g. 3 k. 400	Alb. moyenne.
56	Rostaing, Suzanne . .	39	2e à 33 ans.	0	1re id.	12 h.	0	g. 3 k. 600	Alb. légère.
57	Bompit, Marie. . . .	30	2e à 27 ans. — Accouchement prématuré.	0	4e id.	6 h.	0	f. 3 k. 130	Alb. très-légère.
58	Jossoland, Marie . . .	24	0	0	2e id.	18 h.	0	f. 3 k. 100	Alb. légère.
59	Valenty, Joséphine . .	30	1er à 17 ans. 2e à 18 ans.	0	2e id.	10 1/2	0	g. 3 k.	Id.
60	Bonnet, Marie	21	0	0	2e id.	15 h.	0	g. 3 k. 150	Id.

Nos d'ordre.	NOMS.	AGE.	ACCOUCHEMENTS ANTÉRIEURS.	ANTÉCÉDENTS PATHOLOGIQUES et accidents de la grossesse.	PRÉSENTATION ET POSITION.	DURÉE du travail.	ACCIDENTS DU TRAVAIL.	SEXE ET POIDS du nouveau-né.	INTENSITÉ ET DURÉE DE L'ALBUMINURIE. — SUITES DE COUCHES.
61	Calsol, Marie	22	0	0	1re du sommet	10 h.	0	f. 3 k. 200	Alb. légère,
62	Boursier, Louise . . .	26	0	Syphilis secondaire, céphalalgies.	1re id.	29 h.	Bassin généralement rétréci.	g. 3 k. macéré	Alb. très-légère.
63	Molas	19	0	0	1re id.	11 h.	0	g. 4 k.	Alb. légère.
64	Julien, Émilie	24	1er à 23 ans.	0	1re id.	2 h.	0	g. 3 k. 500	Id.
65	Bricot, Françoise. . .	22	0	0	2e id.	24 h.	0	g. 3 k. 600	Id.
66	Gagneux, Marie . . .	24	1er à 22 ans.	Fièvre, diarrhée dans les derniers jours.	2e id.	17 h.	0	g. 2 k. 300	Id.
67	Duret, Marie.	33	Sixième grossesse. — Un avortement à trois mois.	0	1re id.	9 h.	Hémorrhagie après délivrance.	f. 3 k. 700	Alb. très-légère.
68	Meemet, Marie	20	0	0	1re id.	12 h.	Id.	f. 3 k.	Alb. légère.
69	Haricot Hyacinthe . .	20	1er à 19 ans.	Epigastralgie. — Hémorrhagie au huitième mois. — Infiltration.	1re id.	5 h.	0	f. 3 k. 200	Alb. très-légère. — Abcès du sein un mois après, urines normales.
70	Chapuis Philippine. .	26	0	Coxalgie ancienne ayant laissé une ankylose à la hanche. — Infiltration.	1re id.	24 h.	Bassin rétréci d'un côté. — Hémorrhagie après délivrance.	f. 3 k.	Alb. légère.

Nos d'ordre.	NOMS.	AGE.	ACCOUCHEMENTS ANTÉRIEURS.	ANTÉCEDENTS PATHOLOGIQUES et accidents de la grossesse.	PRÉSENTATION ET POSITION.	DURÉE dn travail.	ACCIDENTS DU TRAVAIL.	SEXE ET POIDS du nouveau-né.	INTENSITÉ ET DURÉE DE L'ALBUMINURIE. — SUITES DE COUCHES.
71	Valet, Marie	17	0	Rhumatisme articulaire aigu à 18 ans. — Orthrite hydropique du genou au septième mois.	2e du sommet	18 h.	0	g. 3 k. 650	Alb. légère.
72	Portegliatti, Emilie. .	23	1er à 22 ans	N'a pas vu ses règles depuis sa dernière grossesse.	2e id.	15 h.	0	f. 2 k. 550	Alb. moyenne, disparue le lendemain. — Phlegmon iliaque au neuvième jour.
73	Schidoneht, Mathilde	21	1er à 19 ans.	0	1re id.	12 h.	0	f. 3 k.	Alb. légère.
74	Mazenekf, Alexandr.	25	0	0	2e id.	14 h.	Accouchement prématuré.	f. 2 k. 260	Id.
75	Verd, Marie	25	0	0	1re id.	21 h.	Id.	f. 2 k. 500	Alb. légère. — Morte de scarlatine le neuvième jour.
76	Douvier, Henriette . .	25	0	0	1re id.	19 h.	0	f. 3 k. 700	Alb. légère,
77	Bressol, Marie	25	0	0	2e id.	19 h.	Accouchement prématuré.	f. 2 k. 100	Id.
78	Chameaux, Louise . .	29	0	Rhumatisme articulaire aigu à 20 ans	2e id.	14 h.	0	g. 3 k.	Id.
79	Méry, Louise.	42	Neuf accouchements antérieurs. un avortement.	0	1re id.	9 h.	0	g. 3 k. 200	Id.
80	Girard, Claudine . . .	19	0	Bronchite chronique emphysème; accès d'asthme; épistaxis au neuvième mois.	1re id.	10 h.	Hémorrhagie après la délivrance.	f. 3 k. 060	Alb. moyenne.

Nos d'ordre.	NOMS.	AGE.	ACCOUCHEMENTS ANTÉRIEURS.	ANTÉCÉDENTS PATHOLOGIQUES et accidents de la grossesse.	PRÉSENTATION ET POSITION.	DURÉE du travail.	ACCIDENTS DU TRAVAIL.	SEXE ET POIDS du nouveau-né.	INTENSITÉ ET DURÉE DE L'ALBUMINURIE. — SUITES DE COUCHES.
81	Vioujard, Catherine..	18	0	0	1re du sommet	8 h.	0	f. 3 k. 070	Alb. moyenne. — État fébrile léger.
82	Berthier, Françoise..	31	1er à 27 ans. 3e à 29 ans.	0	1re id.	14 h.	0	f. 3 k. 600	Alb. moyenne.
83	François, Célestine..	17	0	0	1re id.	10 h.	0	f. 3 k. 200	Alb. très-légère. — Abcès du sein.
84	Meurier, Mathilde..	26	1er à 23 ans. 2e à 24 ans. 3e à 25 ans.	0	1re id.	18 h.	Inertie utérine.	g. 3 k. 400	Alb. légère.
85	Petit, Jeanne.....	25	0	0	1re id.	8 h.	Accouchement prématuré.	f. 2 k. 800	Alb. très-légère.
86	Guinot, Françoise..	27	1er à 22 ans 2e à 25 ans.	0	2e de la face.	14 h.	Version.	f. 3 k.	Alb. légère.
87	Girod, Marie.....	27	1er à 18 ans. 2e à 20 ans.	Rhumatisme articulaire aigu il y a trois ans. — Insuffisance mitrale, anasarque.	?	70 h.	Accouchement gemellaire. — Hémorrhagie abondante.	?	Alb. forte.
88	Richard, Adélaïde..	21	0	0	1re du sommet	42 h.	Rigidité du col. — Hémorrhagie abondante.	f. 3 k. 600	Id.
89	Gonessia, Constance.	42	Un avortement à deux mois à 35 ans.	Infiltration.	2e id.	48 h.	Inertie utérine. — Application de forceps.	f. 3 k. 500	Alb. moyenne.
90	Guichard, Agathe...	24	1er à 20 ans. 1 avortement. 1 accouchement prématuré. 4e à terme.	0	1re id.	11 h.	0	g. 3 k.	Alb. légère.

Nos d'ordre	NOMS.	AGE.	ACCOUCHEMENTS ANTÉRIEURS.	ANTÉCÉDENTS PATHOLOGIQUES et accidents de la grossesse.	PRÉSENTATION ET POSITION.	DURÉE du travail.	ACCIDENTS DU TRAVAIL.	SEXE ET POIDS du nouveau-né.	INTENSITÉ ET DURÉE DE L'ALBUMINURIE. — SUITES DE COUCHES.
91	Millet, Antoinette . .	24	1er à 21 ans.	0	2e du sommet	18 h.	0	g. 3 k. 100	Alb. moyenne.
92	Lavorel, Jeanne . . .	34	1re à 27 ans. 2e à 31 ans.	Bronchite chronique, emphysème.	1re id.	14 h.	Procidence du cordon, version. — Hémorrhagie après délivrance.	g. 3 k. 140	Alb. forte.
93	Michel, Jeanne. . . .	22	1er à 21 ans.	Anémie. — Infiltration.	1re id.	22 h.	Hémorrhagie.	f. 3 k. 400	Alb. légère.
94	Masson, Julie	36	6 antérieurs. Le dernier à 31 ans.	0	1re id.	4 h.	0	f. 2 k. 900	Id.
95	Darquet, Thérèse . . .	20	0	0	1re id.	32 h.	0	g. 3 k. 350	Alb. moyenne.
96	Chafray, Françoise . .	20	0	Râles de bronchite aux sommets.	1re id.	16 h.	Hémorrhagie après délivrance.	g. 3 k. 100	Alb. moyenne. — Morte de septicémie lente à l'Hôtel-Dieu.
97	Poirieux, François. .	19	0	0	4e id.	17 h.	0	f. 3 k. 760	Alb. légère.
98	Guichère, Marie . . .	16	0	Epistaxis au cours de la grossesse.	1re id.	13 1/2	Hémorrhagie abondante.	g. 3 k. 500	Alb. légère, devenue très-forte dans les suites de couches, persistant à la sortie. — Vulvite et périmétrite.
99	Lalochère	26	0	0	1re id.	29 h.	0	g. 3 k. 200	Alb. légère.
100	Guillot, Marie	19	0	0	1re id.	8 h.	Rupture des membranes, deux jours avant l'accouchement.	g. 3 k. 340	Id.

Nos d'ordre.	NOMS.	AGE.	ACCOUCHEMENTS ANTÉRIEURS.	ANTÉCÉDENTS PATHOLOGIQUES et accidents de la grossesse.	PRÉSENTATION ET POSITION.	DURÉE du travail.	ACCIDENTS DU TRAVAIL.	SEXE ET POIDS du nouveau-né.	INTENSITÉ ET DURÉE DE L'ALBUMINURIE. — SUITES DE COUCHES.
101	Gassend, Virginie . .	25	0	0	1re du sommet	32 h.	0	g. 3 k. 020	Alb. légère.
102	Jourdan, Marie. . . .	22	0	0	1re id.	9 h.	0	f. 3 k.	Id.
103	David	37	1 ?	0	1re id.	?	Avortement provoqué à quatre mois.	?	Alb. très-légère.
104	Magaud, Joséphine . .	21	0	0	2e id.	19 h.	0	f. 3 k.	Alb. très légère. — Hémorrhagie au huitième jour des couches.
105	Dumont, Marie . . .	29	0	Hémorrhagie trois jours avant le travail.	1re id.	12 h.	0	g. 2 k. 800	Alb. moyenne.
106	Reymond, Ernestine.	22	0	0	1re id.	12 h.	0	g. 2 k. 600	Id.
107	Dimmet, Adrienne . .	26	1 avortement à six mois à 23 ans.	0	1re id.	10 h.	0	f. 3 k. 030	Alb. très-légère.
108	Fayet, Marie	29	0	Epigastralgie. — Malaises généraux. — Infiltration.	2e id.	11 h.	0	g. 3 k. 400	Alb. légère.
109	Sallaz Joséphine . . .	20	1er à 17 ans.	0	1re id.	6 h.	0	g. 3 k.	Alb forte, disparue le lendemain.

Primiparité. Sur nos 447 observations les primipares sont au nombre de 197, les multipares de 250 ; or, nous avons 67 primipares albuminuriques, soit 34 p. 100, et seulement 42 multipares, soit 16 p. 100, c'est-à-dire plus de la moitié du contingent pour cent fourni par les primipares.

Cette influence du premier travail a été reconnu par tous les auteurs. Blot le premier l'a signalée et constatée dans une proportion encore plus considérable ; pour lui, c'était un fait singulier auquel il ne donnait pas d'interprétation.

Frerichs a trouvé sur 37 albuminuriques 26 primipares et 11 multipares.

Dans la statistique de Petit, la différence est peu accentuée ; l'auteur l'explique par un pur effet de hasard, dû au nombre énorme d'albuminuriques qu'apportent les multipares comptant plus de deux grossesses. Il présume que la décroissance, qui se fait des primipares aux secondipares, se continue aux autres degrés de la multiparité, mais la pénurie des faits l'oblige à l'avancer avec la réserve d'une hypothèse.

Cette hypothèse j'ai pu la vérifier jusqu'au 3e degré de la grossesse dans la décroissance suivante :

Sur	143 secondipares	25	sont albuminuriques soit	$\frac{1}{5.68}$
—	66 ternipares	9	—	$\frac{1}{7.3}$

Mais au-dessus des écarts considérables se présentent, ainsi :

Sur	12 quartipares	3	sont albuminuriques soit	$\frac{1}{4}$
—	13 quintipares	1	—	$\frac{1}{13}$
—	4 sextipares	0	—	0
—	7 septimipares	2	—	$\frac{1}{3.5}$
—	5 au-dessus	2	—	$\frac{1}{2.5}$

Quoique ma statistique sur les femmes ayant un nombre considérable de grossesses ne soit pas riche, quoiqu'elle ait vérifié au début la loi hypothétique de Petit, j'avoue qu'elle présente un résultat d'ensemble capable d'arrêter dans une déduction trop précoce. Car si je prends d'une part les 18 multipares de Petit, comptant plus de trois grossesses, et d'autre part les 41 multipares dans les mêmes conditions que j'ai pu observer, j'arrive au chiffre $\frac{1}{4.9}$ bien supérieur à celui des secondipares et des ternipares. Aussi, a-t-on le droit de se demander si l'influence répétée des grossesses n'a pas pour action de favoriser l'albuminurie du travail, et sans le chiffre trop restreint d'observations que la science possède, on serait en droit de répondre affirmativement.

J'ai dit, pour ces multipares à grossesses multiples, albuminurie du travail, plutôt à cause de la disparition rapide du trouble urinaire, que fondé sur la constatation directe, car aucune d'entre elles n'a séjourné dans la salle des enceintes et ne m'a fourni l'état des urines au cours de la grossesse.

Je me suis aussi demandé si l'âge, facteur qui semble inséparable des grossesses multiples, pouvait être rendu responsable de cette prédisposition : en se reportant aux observations 26, 35, 49, 67, 79, 84, 90, 94, on voit que deux seulement avaient plus de 40 ans. Du reste, comme je l'indiquerai plus loin, sur les multipares, comme résultat d'ensemble, l'âge m'a paru sans influence.

Comment expliquer cette plus grande prédisposition à l'albuminurie chez la primipare ? Ce sont les modifications profondes de la tension vasculaire dans le rein qui jouent le plus grand rôle dans la pathogénie de l'affection ; celles-ci sont d'autant plus grandes que le travail est plus long ; la primiparité le prolonge d'une façon trop constante pour que ce ne soit pas là la raison de cette particularité.

Age. — Chez les multipares l'influence de l'âge se complique de l'influence des grossesses antérieures, qui, comme nous venons de le voir, suivant leur nombre, modifient la prédisposition à l'albuminurie ; aussi les résultats que nous donne la comparaison des chiffres sont-ils insignifiants.

Chez les primipares, au contraire, le problème est plus simple et se dégage de ces causes d'erreur. Je divise mes observations en 4 séries :

La 1re comprend les primipares âgées de moins de 18 ans.
La 2me — ayant de 18 à 24 inclusivement.
La 3me — ayant de 24 à 30.
La 4me — ayant plus de 30 ans.

Les 197 primipares se distribuent ainsi :

9	ayant moins de 18 ans,	5	albuminuriques	$\frac{1}{1,8}$
142	— de 18 à 24,	43	—	$\frac{1}{3,3}$
37	— de 24 à 30,	15	—	$\frac{1}{2,4}$
7	— plus de 30 ans,	4	—	$\frac{1}{1,6}$

Les âges extrêmes sont représentés par des nombres peu considérables, et malgré cela la conclusion est frappante : une maternité trop hâtive ou trop retardée est plus exposée à l'albuminurie du travail que celle qui a lieu dans la période où l'organisme est dans son complet développement. Ici encore mes résultats diffèrent, en partie, de ceux du Dr Petit : je confirme sa prévision au sujet des femmes très-jeunes ; mais pour ce qui est des primipares âgées, j'arrive à des conclusions tout autres, et au lieu d'une immunité à l'endroit de l'albuminurie du travail, je leur trouve une prédisposition beaucoup plus grande. Je me suis demandé la cause de cette divergence et l'ai recherchée dans les conditions mêmes de l'accouchement. Tient-elle à ce que chez deux des primipares âgées il y a eu prolongation du travail, à savoir chez l'une par rétrécissement du bassin, chez l'autre par inertie utérine? Cette cause d'erreur enlevée, la proportion n'en demeure par moins égale à $\frac{1}{3.5}$. Du reste, la prédisposition à l'albuminurie par la double influence de la primiparité et de l'âge avancé est parfaitement compatible avec la prolongation de travail qu'Ahlfeld et Cohnstein ont signalé chez les primipares âgées.

Influence du travail lui-même. — Blot, recherchant l'influence que les anomalies du travail pouvaient avoir sur l'albuminurie, est arrivé à des résultats négatifs : les accouchements rapides lui parurent, autant que les accouchements simples, susceptibles de se compliquer d'albuminurie. Dumas accepte l'influence du travail trop prolongé, et pense qu'indépendamment des causes locales, « la suractivité circulatoire, l'état d'excitation fébrile où se trouvent les parturientes, prennent une part à la pathogénie du phénomène. »

Pour résoudre ce problème j'ai divisé mes albuminuriques en deux catégories, celles dont le travail n'a pas été prolongé par une cause de dystorie appréciable, celles dont le travail a été retardé par un obstacle quelconque.

J'ai groupé les observations de la première catégorie en tenant compte des diverses positions ; on sait en effet que la présence de l'occiput en arrière est une des causes les plus fréquentes de la prolongation du travail. Pour avoir des termes de comparaison plus exacts, j'aurais voulu la faire suivant les âges et un nombre égal de grossesses antérieures ; mais j'étais limité alors à des chiffres trop restreints pour que l'opération fût possible.

Il y a en effet d'un cas à l'autre, pris séparément, de tels écarts que la conclusion de Blot paraît juste; mais, comme ces mêmes divergences insaisissables dans leur cause se rencontrent chez les non-albuminuriques, j'ai pris une moyenne générale.

Les présentations du sommet ont seules pu me fournir des nombres suffisants.

31 primipares albuminuriques offrant une O. I. G. A. ont un travail moyen de 17 h. 1[2.

Chez les non-albuminuriques, il est de 12 h. seulement.

18 primipares albuminuriques offrant une O. I. D. P. ont un travail moyen de 17 h.

Chez les non-albuminuriques il est à peu près égal.

Pour les multipares la différence s'accentue davantage :

Chez les albuminuriques, 31 présentations du sommet en O. I. G. A., durée du travail : 9 h. 1[2 ;

Il est de 7 h. chez les non-albuminuriques.

12 présentations en O. I. D. P. ; le travail dure 18 h. 1[2.

Chez les non-albuminuriques il est de 9 h.

Cette influence de la durée du travail se montre encore plus clairement dans la deuxième catégorie, celle des faits de dystocie. Sur les 338 femmes non-albuminuriques nous notons 12 cas de dystocie, soit 2. 5 p. 100, parmi lesquels deux inerties utérines nécessitant l'intervention, et 3 cas où, l'accouchement spontané étant prévu impossible, la femme était accouchée dès que l'état du col permettait l'intervention. Dans aucune de ces trois observations la leucomurie ne s'est montrée, parce que l'influence du travail était supprimé.

Dans la statistique des 109 albuminuriques, 18 cas de dystocie, soit 5 cas de rigidité du col ou d'inertie utérine, 12 cas de retrécissements du bassin ; ce qui donne la porportion 16. 5 p. 100. Comparée à celle des non-albuminuriques 3. 5 p. 100, elle se passe de commentaires et montre l'influence de la dystocie sur l'albuminurie du travail.

Influence sur le poids et la vie de l'enfant. Il semblerait qu'ici, à l'inverse de l'albuminurie gravidique, l'albuminurie du travail, phénomène essentiellement transitoire, ne dût pas influer sur le développement ou l'état du nouveau-né en train de se séparer de l'organisme maternel, mais qu'au contraire l'enfant, par son volume en relation ordinaire avec la difficulté du travail, puisse faire naître l'albuminurie ; il n'en est rien.

Ne considérant que les grossesses à terme, je trouve :

Primipares albuminuriques : garçons, 3 k. 225 ; filles, 3 k. 080.

Multipares albuminuriques : garçons, 3 k. 260 ; filles, 3 k. 200.

Les comparant à des observations faites dans le même milieu social, à la Maternité, chez des non-albuminuriques, nous avons :

Primipares : garçons, 3 k. 300 ; filles, 3 k. 150.

Multipares : garçons, 3 k. 350 ; filles, 3 k. 270.

Et par rapport au chiffre moyen donné par Tarnier et Chantreuil:

Primipares : garçons, 3 k. 164 ; filles, 3 k. 101.

Multipares : garçons, 3 k. 372 ; filles, 3 k. 120.

La différence devient presque nulle, parce que dans cette dernière statistique générale tous les cas (albuminuriques et non-albuminuriques) sont indistinctement compris.

Dans l'albuminurie du travail l'enfant a donc un poids légèrement au-dessous de la moyenne ; et, si le développement du nouveau-né, si son volume sont en raison directe de l'état de santé de la mère, si c'est pour nous qui n'avons pas assisté à la marche de la grossesse un moyen de l'apprécier, on peut dire que l'albuminurie du travail coïncide avec une organisation moins parfaite du fœtus.

Sur 15 femmes, qui dans l'ensemble des 447 parturientes ont mis au monde des morts-nés, deux seulement ont présenté de l'albuminurie du travail; et, quoique la plupart du temps la cause de la mort prématurée du fœtus échappe à toute analyse, ce résultat n'en est pas moins à rapprocher de l'opinion de M. Depaul et des faits analogues cités plus haut, sur l'albuminurie gravidique. La vie du fœtus semblerait créer une condition favorable à la transsudation de l'albumine.

Influence sur l'hémorrhagie utérine après la délivrance. — Ce rapprochement, fait d'après les mêmes données que précédemment conduit aux résultats suivants : chez 109 albuminuriques, 23 fois des hémorrhagies abondantes ; chez les 338 non-albuminuriques, 26 fois la même complication; c'est donc une proportion assez forte en faveur des premières (1). Est-ce là une simple coïncidence ou le fait de l'influence de la leucomurie sur le sang? Il paraît difficile d'imputer à une albuminurie fugace et passagère, comme celle du travail, une modification dans la constitution du liquide sanguin suffisante pour provoquer des hémorrhagies ; je crois plutôt qu'albuminurie et hémorrhagie sont l'expression de l'état de souffrance de l'organisme maternel, comme va l'indiquer la réceptivité morbide particulière que nous allons faire constater dans le paragraphe suivant.

Influence sur les complications des couches. — Les complications des couches sont des accidents de nature infectieuse (Pasteur,

(1) Blot et Chantreuil (France médicale 1879) avaient insisté sur la fréquence des hémorrhagies utérines liées à l'albuminurie.

Doléris (1), et « cette infection puerpérale trouve dans la diminution de la résistance aux agents morbides une condition favorable à sa production. » A ce titre, l'albuminurie du travail mérite une mention toute particulière ; à plusieurs reprises, des accidents puerpéraux s'étant manifestés dans le service, il nous a été donné de voir avec quelle prédilection ils frappaient les albuminuriques ; sur 13 cas ainsi observés et ayant nécessité l'isolement, 9 avaient eu des urines albumineuses au moment du travail ; la contagion n'a pas eu de cause matérielle, tangible, telle qu'une intervention obstétricale ; au milieu de l'atmosphère d'infection, les femmes albuminuriques étaient plus impressionnables. Nous avons déjà eu l'occasion de faire observer le fait dans le cours de notre premier chapitre, les malades de nos observations I et III ayant présenté cette susceptibilité particulière.

La récente étude de M. Barthélemy (2) m'a inspiré l'idée de chercher si les phlegmasies mammaires, si fréquentes chez les nouvelles accouchées, prenaient chez celles qui ont eu de l'albumine dans l'urine la tendance suppurative ; je n'ai vu que deux abcès mammaires, c'était chez des albuminuriques.

Pouvons nous dire maintenant que l'albuminurie du travail est un simple trouble rénal par modification de pression ? Non ; il y a au-dessus de lui un inconnu que nous ne pouvons que vaguement désigner par le terme d'état ou de réceptivité morbide, mais dont l'existence n'en est pas moins affirmée par le développement moins parfait du fœtus, les hémorrhagies des couches et l'infection puerpérale plus facile.

(1) Th. Paris 1880. *Essai sur la pathogénie et la thérapeutique des accidents infectieux des suites de couches.*

(2) *De la purulence chez les albuminuriques* (France médicale 1880).

La leucomurie du travail n'a pas de symptôme qui la révèle, il faut la chercher, et l'examen seul des urines permet de l'affirmer. On pourra la soupçonner à la réunion des circonstances qui favorisent son éclosion ; mais ni l'infiltration, ni les hémorrhagies rénales ou utérines n'ont une valeur suffisante ; et encore bon nombre de femmes atteintes d'affections organiques pouvant produire l'albuminurie n'en ont pas au moment des couches.

Sa rapide disparition est un fait constant, noté par Devillers, Blot, Morike, mais sans qu'on puisse lui assigner de date précise. Ainsi le froid, dont nous avons déjà signalé l'influence sur l'albuminurie gravidique, semble prolonger la leucomurie du travail : dans les mois d'été (août et septembre) j'ai presque toujours vu la sécrétion urinaire redevenir normale 24 heures après ; en hiver son trouble persistait pendant plusieurs jours.

En résumé, on peut dire que pendant et surtout de suite après le travail les urines sont albumineuses chez un quart des parturientes ;

Que cette albuminurie est ordinairement légère ;

Qu'elle se produit sous l'influence des troubles de tension vasculaire dans les reins comme cause occasionnelle, mais nécessitant pour agir une prédisposition morbide particulière qui continue à se manifester dans les suites de couches ;

Que sa disparition se fait dans les trois premiers jours des couches ;

Qu'au point de vue d'une lésion rénale ultérieure, elle est sans signification pronostique grave, parce que, si la glande est passagèrement congestionnée, son retour rapide à des fonctions normales est la règle.

CHAPITRE III

ALBUMINURIE DES SUITES DE COUCHES

J'ai écrit ce dernier chapitre en restant toujours dans l'étude des fonctions maternelles seules, c'est-à-dire sans m'occuper des albuminuries si communes dans les suites de couches par le fait d'accidents infectieux ; elles sont alors produites par la septicémie et par les néphrites (Hervieux, Mayor), et appartiennent plus à l'histoire des complications puerpérales qu'au cadre de notre travail. Je signalerai simplement ici quelques rapports de l'albuminurie avec la sécrétion laiteuse.

Certaines femmes qui ont échappé à l'albuminurie de la grossesse, à celles du travail, prennent passagèrement les urines albumineuses lors de la montée du lait.

Chez les parturientes bien portantes la lactation s'établit ordinairement sans troubles ; il n'en est plus de même chez des sujets délicats, chez qui elle provoque parfois un malaise passager. Mais si on s'abstient de faire téter l'enfant, si on laisse les seins s'emplir démesurément, alors la fièvre s'allume et on assiste à une crise de courte durée qui est un véritable état pathologique ; dans quelques circonstances elle m'a paru amener l'éclosion de l'imminence albuminurique.

La première observation (1) se rapporte à une primipare qui au dernier mois de sa grossesse nous avait frappé par son teint profondément anémique, ses muqueuses décolorées ; elle fut soigneusement observée à cause de cet état. Jamais, ni au cours de la grossesse, ni pendant le travail, les urines n'ont présenté d'albumine; les premiers jours des couches, elles restent normales puis brusquement, le lendemain du jour où l'engorgement laiteux des seins s'était déclaré, on trouve 4 gr. d'albumine par litre dans les urines, qui deviennent rares, rouges, en même temps que se déclarent des douleurs lombaires intenses. L'albuminurie persiste, et cette malade meurt deux mois après, toute infiltrée, de cette complication. Évidemment, si cette femme a pris une néphrite, ce n'est pas parce qu'elle n'a pas donné le sein; non, mais cet engorgement

(1) Joséphine Martin, 29 ans, domestique, primipare, entre à la Charité dans les premiers jours de février : elle n'accuse rien de pathologique dans ses antécédents, mais son assertion est rendue suspecte par ce fait qu'elle présente au gros orteil des deux pieds un onyxis de forme sèche, qu'elle a dans le dos et sur les fesses quelques macules cuivrées, et une adénopathie sous-maxillaire très-indolente ; dans la bouche et le pharynx ni rougeur, ni érosions; les organes génitaux externes n'offrent rien d'anormal, leucorrhée et vaginite granuleuse. Au 4e mois de sa grossesse, qui a été bonne, elle avait eu un érysipèle. Son ventre a le volume d'une femme à terme, les bruits du cœur fœtal s'entendent distinctement à gauche, la tête plonge dans l'excavation. Mais ce qui est frappant chez elle et attire de prime abord l'attention, c'est la décoloration générale des téguments et des muqueuses. Légère infiltration des membres inférieurs. Dans les poumons quelques râles de bronchite. L'auscultation du cœur est négative.

Les urines sont normales et le restent jusqu'à l'accouchement. Il se termine le 13 février, après un travail de 25 heures, prolongé par la résistance du périnée, par l'expulsion d'un nouveau-né du sexe masculin pesant 4 kilos. Une hémorrhagie abondante suit la délivrance. Urines toujours normales, le demeurant les jours suivants; leur analyse était soigneusement pratiquée à cause de l'état de la malade. Elle n'allaite pas son enfant.

Le cinquième jour les seins sont légèrement engorgés, pesants et douloureux, symptômes qui s'accentuent le lendemain. La perte est rouge, assez abondante. Urines toujours normales.

Le septième jour la phlegmasie mammaire est intense et, malgré ce, elle se plaint

mammaire a allumé, comme dit Playfair, un foyer tout préparé ; elle était dans le stade préalbuminurique d'une néphrite qui peut s'imputer autant au gravidisme qu'à la syphilis ; l'état pathologique qu'on appelle fièvre de lait a hâté son éclosion.

De ce fait il est intéressant de rapprocher celui de la femme Lachalle (Obs. IV des albuminuries gravidiques). L'influence du travail est presque complètement supprimée chez elle par le fait de l'extraction artificielle du fœtus ; l'albuminurie, qu'elle avait eue forte au 8e mois de la grossesse et qui depuis avait disparu, ne reparaît pas ; puis, au moment où les seins s'engorgent (elle ne nourrissait pas), une nouvelle transsudation albumineuse se fait par les urines et cesse peu de jours après.

Un troisième cas est celui d'une primipare de 23 ans, Morin Marie, sans antécédents pathologiques. Elle accouche, après 11 h. de travail, d'un garçon pesant 3 k. 150 gr. ; la délivrance est suivie

surtout d'avoir souffert pendant toute la nuit de douleurs lombaires très-vives. Elle est couchée sur le côté, le décubitus dorsal lui est pénible ; peau brûlante, sèche ; perte toujours rouge, ventre non douloureux, les urines contiennent 4 gr. d'albumine par litre ; ventouses scarifiées sur les lombes, régime lacté.

Le huitième jour, 21 février, l'albuminurie a notablement augmenté, les urines se prennent en masse à l'acide azotique, la température est à 37°,8, le matin. Les douleurs lombaires, soulagées d'abord par l'application des ventouses, sont revenues aussi intenses ; les seins sont moins tendus, la face est infiltrée du côté sur lequel elle reposait.

Cet état se continue jusqu'à la fin de février, s'aggravant tous les jours davantage. La malade prend de la diarrhée, la faiblesse générale augmente ; les pertes continuent à être rouges, les urines sont très-albumineuses, 10 à 12 gr. On l'envoie à l'Hôtel-Dieu, service de M. le professeur Lépine. Sous l'influence de la diète lactée absolue l'abuminurie descend à 4 gr. Mais dès que la malade, que nous avons déjà trouvée peu soumise à ce traitement, l'abandonne, elle revient avec autant d'intensité. La diarrhée persiste, l'affaiblissement s'accentue, et cette femme succombe dans les premiers jours d'avril avec une infiltration générale.

A l'autopsie, les reins présentent tous les caractères du gros rein blanc. Dans la substance corticale, d'aspect cireux, le violet de Paris révèle la présence de matière amyloïde ; les autres organes sont sains.

d'une perte abondante ; les urines sont normales. Elle n'allaite pas ; le 4e jour des couches, et cela pendant 48 heures, les urines présentent un léger nuage d'albumine.

Enfin, l'observation 32 du tableau, quoiqu'il y ait eu albuminurie persistante au travail, nous offre un exemple de l'augmentation de l'albumine dans les urines au moment de l'établissement de la sécrétion lactée.

Je constate les faits sans faire d'hypothèse pour les expliquer ; j'ai du reste inutilement essayé de reproduire cette leucomurie passagère en supprimant brusquement l'allaitement à des femmes qui avaient eu de l'albuminurie au moment du travail, et qui ne la reprenaient pas malgré l'engorgement laiteux des seins. Parkes (1) a cependant signalé des albuminuries ainsi produites.

Une seconde considération sur les rapports de l'abuminurie et de l'allaitement nous est inspirée par la lecture de notre tableau, et, si l'engorgement des seins peut ramener une albuminurie passagère, la lactation elle-même semble prolonger l'albuminurie du travail. Les observ. 23 35 48 et Dutruel (observ. III des albuminuries gravidiques), qui toutes ont présenté des albuminuries persistantes, tenaient à allaiter leur enfant ; les nos 23, 36 et l'observ. III ayant voulu continuer, sont sorties albuminuriques ; 48, qui a suspendu l'allaitement le 7e jour et qui à ce moment avait un albuminurie très-forte, l'a vue disparaître définivement le 10e.

Si donc Johnson a signalé des inconvénients pour l'enfant quand il est allaité par une mère albuminurique, on peut dire réciproquement que toute femme dont les urines demeureront albu-

(1) The composition of the urine.

mineuses au-delà des trois premiers jours des couches devra cesser l'allaitement.

It y a une opposition apparente entre les deux remarques que nous venons de faire sur l'albuminurie des suites de couches ; l'interprétation m'en semble facile : toutes les fois que chez une femme en couches un trouble morbide se produira (l'engorgement laiteux des seins et l'allaitement prolongé chez des femmes délicates sont dans ce cas), l'imminence albuminurique du gravidisme viendra se manifester.

CONCLUSION GÉNÉRALE.

Comme conculsion générale des recherches auxquelles je me suis livré, je formulerai les propositions suivantes :

L'albuminurie de la grossesse est peu commune, elle est l'expression d'états pathologiques divers, rarement d'une altération rénale (néphrite ou dégénérescence) devant demeurer persistante.

L'albuminurie du travail, très-fréquente, est surtout liée aux modifications de pression que produit l'accouchement dans le système vasculaire du rein, mais elle n'en est pas moins le symptôme d'un état pathologique général, attesté par la réceptivité morbide propre à ces parturientes.

Pour les suites de couches, toutes les fois que les fonctions de lactation provoquent dans l'organisme un trouble réel, elles peuvent amener passagèrement la transsudation albumineuse dans l'urine.

QUESTIONS

SUR LES DIVERSES BRANCHES DES SCIENCES MÉDICALES

Anatomie et histologie normales. — Appareils de la digestion.

Physiologie. — De l'effort.

Physique. — Induction par les courants ; appareils employés en médecine.

Chimie. — Préparation et propriétés des sulfures de calcium, de potassium, de fer, d'antimoine (kermès) et de mercure.

Histoire naturelle. — Des inflorescences ; comment les divise-t-on ? Quelle est leur valeur pour la détermination des genres et des espèces ?

Pathologie externe. — Des abcès du cou et de leur traitement.

Pathologie interne. — De l'hypertrophie du cœur.

Pathologie générale. — Du rôle des nerfs vaso-moteurs dans les maladies.

Anatomie et histologie pathologiques. — De la phlébite.

Médecine opératoire. — De la suture de l'intestin.

Pharmacologie. — Des préparations pharmaceutiques qui ont les cantharides pour base.

Thérapeutique. — De la médication altérante et de ses principaux agents.

Hygiène. — De l'encombrement.

Médecine légale. — Rigidité cadavérique ; phénomènes de putréfaction modifiés suivant les milieux, les genres de morts, l'âge et diverses circonstances.

Accouchements. — De l'inertie utérine.

Vu par le Président de la thèse,
BOUCHARD.

Vu et permis d'imprimer :
Le Vice-Recteur de l'Académie de Paris.
A. GRÉARD.

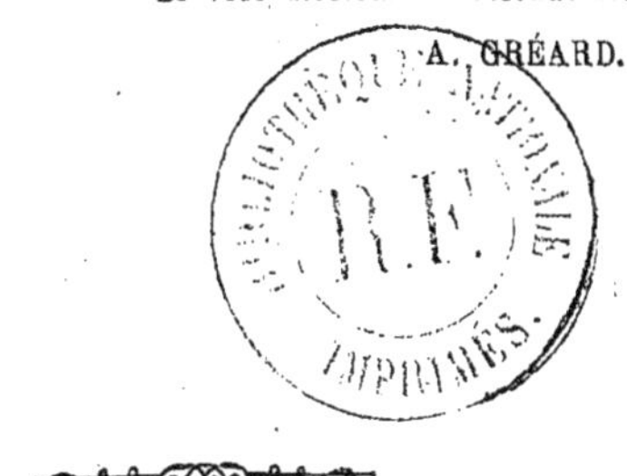

Avignon, typ. SEGUIN Frères, rue Bouquerie, 13.

A LA MÊME LIBRAIRIE

BALBIANI, professeur au collège de France (semestre d'hiver 1877-1878). — **Cours d'embryogénie comparée du Collège de France.** *De la génération des vertébrés.* Recueilli et publié par M. F. **Henneguy**, préparateur du cours. — Revu par le professeur. — 1 beau vol. gr. in-8, avec 150 figures dans le texte et 6 planches chromolithographiques hors texte 15 fr.

BUDIN (P.), chef de clinique d'accouchement à la Faculté de médecine de Paris. — **Des lésions traumatiques** chez la femme dans les accouchements artificiels, thèse présentée au concours pour l'agrégation, section de chirurgie et d'accouchement. In-8 de 170 pages et tableaux. 1878 5 fr.

BUDIN (P.). — **De la tête du fœtus** au point de vue de l'obstétrique. Recherches cliniques et expérimentales. Grand in-8 de 140 pages, avec figures intercalées dans le texte, et 37 planches hors texte. 1876. 10 fr.

CADET DE GASSICOURT, médecin de l'hôpital Sainte-Eugénie. — **Traité clinique des maladies de l'enfance.** T. I. *Affections du poumon et de la plèvre.* — 1 volume grand in-8 de 500 pages, avec 76 figures dans le texte, 1880. 11 fr.

DUNCAN (J. Matthews), président de la Société obstétricale d'Edimbourg. — **Mécanisme de l'accouchement** normal et pathologique, et recherches sur l'insertion vicieuse du placenta, les déchirures du périnée, etc., traduit de l'anglais par le docteur P. Budin, chef de clinique d'accouchement à la Faculté de Paris, ancien interne des hôpitaux, avec une préface de M. S. Tarnier, chirurgien en chef de la Maternité, Traduction revue par l'auteur. 1 vol. in-8 de 520 pages, avec figures intercalées dans le texte 1876. Broché. 12 fr.
Cartonné 13 fr.

GODLESKI (A.). — **La santé de l'enfant**, guide pratique de la mère de famille. Un joli volume in-12 de 210 pages. 1877 2 fr. 50

GOUBERT (Dr Élie). — **Des vers** *chez les enfants et des maladies vermineuses.* Ouvrage couronné (médaille d'or) par la société protectrice de l'enfance. Un joli volume in-18, cartonné Diamant, de 188 pages, avec 60 figures dans le texte 1878. 4 fr.

PINARD (Adolphe), professeur agrégé de la Faculté de Paris. — **De l'action comparée du chloroforme, du chloral, de l'opium et de la morphine chez la femme en travail.** Thèse présentée au concours pour l'agrégation (section de chirurgie et d'accouchement). In-8 de 400 pages et tableaux. 1878. 6 fr.

PLAYFAIR (W.-S.), professeur d'obstétrique et de gynécologie à King's College, président de la Société obstétricale de Londres. **Traité théorique et pratique de l'art des accouchements**, traduit et annoté sur la 2e édition anglaise (parue en décembre 1878), par le Dr Vermeil, édition entièrement revue par le Dr Budin, chef de clinique d'accouchement de la Faculté de médecine de Paris. 1 beau volume grand in-8 de 900 pages avec 200 figures dans le texte. 1879. 15 fr.

RIBEMONT (A.), ancien interne des hôpitaux et de la Maternité, — **Recherches sur l'anatomie topographique du fœtus** (application à l'obstétrique). 1 volume in-folio, avec 30 planches hors texte, contenant 79 figures. 10 fr.

SINETY (L. de), membre de la Société de biologie et des Sociétés anatomiques et d'anthropologie de Paris. — **Manuel pratique de gynécologie et des maladies des femmes**, 1 beau vol. in-8 de 850 pages, avec 150 figures originales dans le texte, 1879. 13 fr.

www.ingramcontent.com/pod-product-compliance
Ingram Content Group UK Ltd.
Pitfield, Milton Keynes, MK11 3LW, UK
UKHW022116260726
13993UKWH00003B/1049

9 782329 119779